Denggui Wen

Cancro do esófago familiar na China

Denggui Wen

Cancro do esófago familiar na China

ScienciaScripts

Imprint
Any brand names and product names mentioned in this book are subject to trademark, brand or patent protection and are trademarks or registered trademarks of their respective holders. The use of brand names, product names, common names, trade names, product descriptions etc. even without a particular marking in this work is in no way to be construed to mean that such names may be regarded as unrestricted in respect of trademark and brand protection legislation and could thus be used by anyone.

Cover image: www.ingimage.com

This book is a translation from the original published under ISBN 978-620-2-00911-9.

Publisher:
Sciencia Scripts
is a trademark of
Dodo Books Indian Ocean Ltd. and OmniScriptum S.R.L publishing group

120 High Road, East Finchley, London, N2 9ED, United Kingdom
Str. Armeneasca 28/1, office 1, Chisinau MD-2012, Republic of Moldova, Europe
Printed at: see last page
ISBN: 978-620-7-71529-9

ÍNDICE DE CONTEÚDOS

PRIMEIRA PARTE

Diferenças de idade de início e taxas de sobrevivência no cancro escamoso do esófago

Casos de carcinoma de células com e sem história familiar de carcinoma de células superiores

Cancro gastrointestinal numa zona de elevada incidência no Norte da China

Resumo

Antecedentes: As análises da expressão genética indicam que existem 152 genes cuja expressão difere significativamente entre os casos de carcinoma espinocelular do esófago (CEC) com história familiar positiva e os casos com história familiar negativa de cancro gastrointestinal superior (FHUGIC) na área de elevada incidência de CEC no norte da China. No entanto, desconhece-se se existe alguma diferença na idade de início ou nas taxas de sobrevivência entre os casos familiares e esporádicos de CECG nesta área. *Objectivos:* Investigar as diferenças entre a idade de início ou as taxas de sobrevivência nos casos familiares e esporádicos de CECS em doentes com CECS tratados cirurgicamente na área de alta incidência. ***Métodos:*** Foram realizadas análises retrospectivas dos dados clinicopatológicos e de sobrevivência de casos de CECS (N=1715) que tinham sido submetidos a cirurgia isolada de 1985 a 1994 no Hebei Cancer Center, um centro provincial de cancro criado principalmente para tratar o cancro do esófago na área de alta incidência, para investigar as diferenças. Todos os pacientes eram residentes nativos da área de alta incidência no norte da China. O teste t de Student foi utilizado para testar a diferença entre as idades de início e o modelo de risco proporcional de Cox foi utilizado para examinar as diferenças das taxas de sobrevivência nos casos familiares e esporádicos de CCES. ***Resultados:*** Embora os casos familiares de CECS tenham tido um início significativamente mais precoce do que os casos esporádicos (*P<0,00*), registaram taxas de sobrevivência relativamente mais baixas do que os casos esporádicos após a cirurgia. As diferenças das taxas de sobrevivência nos casos familiares e esporádicos foram significativas para os doentes com idade superior a 50 anos *(P$_{W\,aid=0,04}$)* e para o grupo Tis, 1 N0 M0 *(P$_{wa\,id=0.04}$), as* diferenças foram maiores para os grupos em estádio inicial do que para os grupos em estádio mais avançado, e as diferenças persistiram quando ajustadas ou estratificadas por factores de confusão, como o sexo, a idade (inferior ou superior a 50 anos), o tabagismo, o consumo de álcool, a localização do segmento do cancro, o ano da cirurgia (ano civil), o estádio (UICC 4th Ed, 1987) e a categoria de ressecção. Em termos globais, os casos com idade inferior a 50 anos apresentaram uma curva de sobrevivência superior à dos casos com idade superior a 50 anos, especialmente no grupo de casos familiares, em que a diferença foi significativa *(P$_{Wal}$ d=0,03)*.

Conclusões: Os resultados sugerem que o CEC familiar pode desenvolver-se mais cedo e ter um pior prognóstico do que o CEC esporádico. Tanto o início mais precoce como o pior prognóstico podem ser características importantes para o CEC familiar, por oposição aos casos esporádicos de CEC. A associação entre uma idade de início mais jovem e taxas de sobrevivência mais elevadas encontrada nos casos familiares pode indicar algum benefício em termos de sobrevivência para a descoberta precoce de pessoas com FHUGIC positivo na área de alta incidência.

PALAVRAS-CHAVE: Carcinoma de Células Escamosas do Esófago; História Familiar de Cancro Gastrointestinal Superior; Idade de Início; Curvas de

Sobrevivência; Área de Alta Incidência.

Abreviaturas: CCEE-Carcinoma de Células Escamosas **do Esófago**; **FHUGIC** - História Familiar de Cancro Gastrointestinal Superior.

Introdução

Estudos epidemiológicos indicam que uma história familiar positiva de cancro do esófago aumenta o risco de Carcinoma de Células Escamosas do Esófago (CCEE) na área de alta incidência no norte da China [1-3]. Um estudo recente confirmou que havia 152 genes cuja expressão diferia significativamente nos casos familiares e esporádicos de CCEE na região [4]. Além disso, estudos de biologia molecular também concluíram que a expressão excessiva de oncogenes como MET, Fra-1, Neogenin, Id-1 e CDC25B, etc., está relacionada com a diferenciação do CECS [5-13] e, consequentemente, com o prognóstico dos doentes com CECS [14-26]. Com base nas evidências acima referidas, suspeitamos que os doentes com CECS com uma história familiar positiva de cancro gastrointestinal superior (FHUGIC) podem desenvolver o cancro mais cedo ou ter taxas de sobrevivência mais baixas do que os doentes sem qualquer FHUGIC. Neste artigo, relatamos uma análise retrospetiva realizada para investigar a diferença entre a idade de início ou as taxas de sobrevivência em casos familiares e esporádicos de CECG e, adicionalmente, para investigar a relação entre a idade de início e o prognóstico de uma coorte de 1715 doentes com CECG que eram residentes nativos de uma área de alta incidência de CECG no norte da China e que foram tratados apenas por cirurgia num único centro de cancro chinês provincial.

Materiais e métodos

A zona de alta incidência

A zona de elevada incidência de CCTE no norte da China é uma zona geograficamente montanhosa ao longo do lado oriental da parte sul da montanha Taihang. A parte sul da montanha Taihang estende-se do sul da província de Henan para norte, fazendo fronteira com as duas províncias de Hebei e Shanxi. O centro da área de alta incidência de CCEL é o local onde as três províncias de Henan, Hebei e Shanxi se encontram. Os 1.715 casos de CCEE analisados são de residentes nativos de Hebei nesta área de alta incidência. As taxas de incidência de 1993 a 1997 para o carcinoma esofágico no condado de Cixian, que pertence à província de Hebei e está localizado no centro da área de alta incidência, foram de 133,9 e 105,0 por 100.000 para o sexo masculino e feminino, respetivamente [27]. A área também tem uma incidência relativamente elevada de carcinoma do estômago (incluindo o carcinoma da cárdia do estômago) em comparação com outras áreas da China. A taxa de incidência de carcinoma do estômago para homens e mulheres no condado de Cixian foi de 55,9 e 28,0 por 100.000, respetivamente, de 1993 a 1997 [27]. Num condado vizinho, o condado de Shexian, na província de Hebei, o registo de cancro com base na população em 2000-2002 mostrou que as taxas de incidência de carcinoma do esófago, da cárdia e do estômago constituíam 80,8% da taxa de incidência de carcinoma em todos os locais para os homens e 75,9% para as mulheres [28]. A província de Hebei tem 40 condados e aproximadamente 30 milhões de pessoas que vivem na área de alta incidência.

O Centro de Cancro de Hebei

O Centro de Cancro de Hebei, também o Quarto Hospital Afiliado da Universidade de Medicina de Hebei, é composto por um Hospital Provincial de Tumores e um Instituto de Investigação. O centro de cancro está localizado na capital da província de Hebei, Shijiazhuang. O centro foi criado em 1952 pelo governo provincial para investigação, educação e tratamento do cancro gastrointestinal superior na área de alta incidência. De 1952 a 30 de junho de 2004, um total de 18 149 casos de carcinoma do esófago e da cárdia foram submetidos a cirurgia no centro. Entre eles, 55,7% dos casos (10.101/18.149) eram residentes nativos da área de alta incidência pertencente à província de Hebei.

Seleção de temas

A fonte de dados é um registo hospitalar de CECS, criado em outubro de 1965. Os critérios de seleção dos indivíduos foram os seguintes *i* Casos de CCEL submetidos a cirurgia torácica no Departamento de Cirurgia Torácica do Quarto Hospital Afiliado da Universidade de Medicina de Hebei, de 1 de janeiro de 1985 a 31 de dezembro de 1994, e que eram residentes nativos da área de alta incidência pertencente à província de Hebei, pelo que obtivemos dados completos de sobrevivência apenas para doentes da província de Hebei. *ii* Apenas CCEL, foram excluídos 221 casos com adenocarcinoma esofágico coexistente. *iii Apenas o CECP* primário, foram excluídos 52 casos com carcinoma primário coexistente que não o esófago. *iv* Tratados apenas por cirurgia, foram excluídos 167 casos que tinham aceite terapias multimodais, tais como radioterapia pré-operatória (N=60), quimioterapia pré-operatória (N=29) e quimioterapia pós-operatória (N=78). *v* Os casos que morreram no prazo de três meses após a cirurgia foram excluídos das análises (N=77) e não eram significativamente diferentes, em termos de distribuição das características gerais e clinicopatológicas, dos casos que sobreviveram mais de 3 meses.

No final, foram analisados 1715 casos de CECS. Foram seguidos semestralmente com exames sistémicos, testes bioquímicos, radiografia torácica, ecografia, etc., pelo menos durante 10 anos após a cirurgia até ao ponto final da análise em 15 de agosto de 2003. Foi atribuído um evento completo para o estado de sobrevivência se o doente tivesse morrido direta ou indiretamente de cancro do esófago. Caso contrário, o tempo de sobrevivência foi tratado como um valor censurado. A informação sobre a sobrevivência de cada um dos 1715 doentes foi especialmente verificada de novo para a análise. O Conselho de Ética Institucional do Instituto do Cancro de Hebei da Universidade de Medicina de Hebei aprovou o estudo.

Definição de FHUGIC, e casos familiares versus esporádicos

O cirurgião torácico responsável pelo doente obtém pessoalmente informações detalhadas sobre a idade de início da doença e a história familiar de cancro, geralmente no primeiro dia de internamento. A idade de início foi calculada pela data em que a doença se manifestou através de sintomas como perturbações da deglutição, dor subesternal, etc., menos a data de nascimento do doente. As informações relativas à história familiar de cancro, incluindo o local do carcinoma, a relação de parentesco com o probando, o local e a data do diagnóstico e o estado vital de qualquer familiar a quem tivesse sido diagnosticado cancro, basearam-se nas recordações do probando e foram verificadas pelos familiares mais próximos do probando. A relação de parentesco com o probando foi classificada como parentes de primeiro, segundo e terceiro grau. Uma vez que o carcinoma do esófago, da cárdia e do estômago são cancros prevalecentes que constituem cerca de 70-80% de todos os tipos de carcinoma na área de elevada incidência, e uma vez que os três cancros gastrointestinais superiores eram geralmente indistinguíveis devido à ausência habitual de registo patológico de um familiar que se recordava de ter sido afetado por qualquer um dos três cancros prevalecentes, combinámos a história familiar do cancro do esófago, da cárdia e do estômago numa única variável, designada FHUGIC. Entre os 1715 casos de CCEE, 72,2% (1238/1715) apresentavam FHUGIC negativo, sendo considerados casos esporádicos; e 27,8% (477/1715) apresentavam FHUGIC positivo, sendo considerados casos familiares. No grupo dos casos familiares, 70,0% dos casos (334/477) recordaram os seus pais, 12,4% (59/477) recordaram os seus irmãos, 1 caso recordou o seu filho, 15,3% (73/477) recordaram os seus tios ou tias e 2,1% (10/477) recordaram os seus familiares de terceiro grau como tendo sido diagnosticados com cancro gastrointestinal superior.

Análises estatísticas

As análises de sobrevivência foram efectuadas utilizando o método de Kaplan Meier. As diferenças das variáveis clinicopatológicas entre os grupos foram calculadas utilizando o teste do qui-quadrado. As diferenças de idade de início nos casos familiares e esporádicos foram testadas utilizando o teste t de Student. Um valor de P bilateral inferior a 0,05 foi considerado estatisticamente significativo. O teste de significância para um fator de prognóstico com sexo, idade (inferior versus superior a

50 anos), FHUGIC, tabagismo, consumo de álcool, localização do segmento do cancro, ano de cirurgia (ano civil), estádio TNM (4th Ed, 1987) e categoria de ressecção ajustada em conformidade foi realizado com o teste de Wald no âmbito do modelo de risco proporcional de Cox. Todos os cálculos foram efectuados utilizando o software SPSS versão 10.0[29].

Resultados

Distribuição das características por FHUGIC e idade de início

Como mostra a Tabela 1, entre os casos com início acima dos 50 anos de idade, uma proporção significativamente maior dos casos familiares foi submetida a cirurgia durante o período anterior de cinco anos, de 1985 a 1989, do que os casos esporádicos (51,5% Vs 45,0%, *P<0,05)*. Entre os casos com início abaixo dos 50 anos de idade, uma maior proporção dos casos familiares encontrava-se no estádio T , N_{is100} Mdo que os casos esporádicos (5,1% Vs 2,3%, *P=0*,17). Além disso, entre os casos esporádicos, verificou-se que uma proporção significativamente maior de casos com início acima dos 50 anos de idade apresentava CCEE localizado no terço inferior do que os casos com início abaixo dos 50 anos de idade (30,4% Vs 21,6%, *P=0*,00). Para outros factores, como o sexo, o tabagismo, o consumo de álcool e a categoria de ressecção, não foi observada qualquer diferença significativa na distribuição.

Diferenças de idade de início nos casos familiares e esporádicos

Como mostra a Tabela 2, os casos familiares tiveram, em média, um início significativamente mais precoce do que os casos esporádicos. No total, a diferença de idade de início nos casos familiares e esporádicos foi de 1,4 anos, e as diferenças eram evidentes na maioria dos subgrupos, incluindo homens e mulheres, o período de cinco anos anterior ou posterior ao tempo de cirurgia (1985-1989 ou 1990-1994), tabagismo, consumo de álcool, estádios TNM, categoria de ressecção e mesmo em subgrupos com valores em falta para a classificação. Ainda de forma interessante, as diferenças de idade de início nos casos familiares e esporádicos pareciam estar relacionadas com o estádio; Por exemplo, as diferenças foram significativas para os subgrupos T , $N_{is1\,00}$ M, T , N_{2300} , Mou a categoria de ressecção alternativa de R_0 , mas não significativas para T , , N_{23410} , Me as categorias de ressecção alternativa de R_1 , R_2 ou os subgrupos paliativos.

Diferenças de taxas de sobrevivência nos casos familiares e esporádicos

Apesar de os casos familiares terem sido diagnosticados e operados significativamente mais novos do que os casos esporádicos, tiveram, em geral, taxas de sobrevivência mais baixas do que os casos esporádicos (no seu conjunto, o *P* ajustado$_{Wald}$ *=0,35, como mostra o* 1st da Figura 1). As diferenças nas taxas de sobrevivência entre os casos familiares e esporádicos atingiram um nível significativo para o grupo com idade superior a 50 anos (*P* ajustado$_{Wald}$ *=0,04,* apresentado como o 2° na Figura 1), e para o grupo T $_{,is1}$ N_0 M_0 (*P* ajustado$_{Wald}$ =0,04, apresentado como o 3° na Figura 1). As diferenças foram óbvias para a maioria dos subgrupos, à semelhança do observado para o grupo T $_{,23}$ N_0 M_0 , como mostra o 4° na Figura 1 (*F* ajustado$_{Wald}$ *=0,40). Tal* como as diferenças de idade de início nos casos familiares e esporádicos, as diferenças das taxas de sobrevivência também parecem estar relacionadas com o estádio; como se pode ver no 3º, 4º e 5º da Figura 1, as diferenças foram significativas para o grupo $T_{,is1}$ N_0 M_0, óbvias para o grupo T, N_{230} M_0, mas desapareceram para os casos $T_{2,3,4}N1M0$.

As diferenças das taxas de sobrevivência nos casos familiares e esporádicos foram significativas não só para os grupos acima dos 50 anos e $T_{,is1}$ N M_{00} separadamente (como mostram os 2nd e 3rd da Figura 1), mas mantiveram-se para cada estádio acima dos 50 anos (como mostram os 1st, 2nd e 3rd da Figura 2), indicando que o pior resultado para os casos familiares do que para os casos esporádicos observado apenas para o grupo com idade superior a 50 anos (não para o grupo com idade inferior a 50 anos) não foi provocado por uma distribuição desequilibrada dos estádios entre os casos familiares e esporádicos, porque quando a análise foi restringida apenas aos doentes mais velhos, os casos familiares poderiam ter maior probabilidade de estar em estádios mais avançados do que os casos esporádicos.

A relação da idade de início com as taxas de sobrevivência

Como mostra o 1.º gráfico da Figura 3, em geral, os casos de CECS com idade inferior a 50 anos tiveram uma sobrevivência relativamente melhor do que os casos com idade superior a 50 anos (F ajustado$_{Wald}$ =0,18), mas a relação foi inconsistente entre os grupos familiar e esporádico; no grupo esporádico, não houve diferença nas taxas de sobrevivência dos casos com idade inferior e superior a 50 anos (P ajustado$_{Wald}$ =0.65, como mostra o 2º da Figura 3); mas no grupo de casos familiares, os casos com idade inferior a 50 anos tiveram taxas de sobrevivência significativamente superiores às dos casos com idade superior a 50 anos. (P ajustado$_{Wald}$ =0,03, mostrado pelo 3º da Figura 3).

Discussão

Em 1999, Hu relatou uma diferença significativa de perda alélica em casos de CECS com e sem FHUGIC [30]. Recentemente, a análise da expressão genética demonstrou que existiam 152 genes cuja expressão diferia significativamente nos casos de CCEE com FHUGIC positivo em comparação com os casos com FHUGIC negativo [4]. Os dois estudos foram realizados com amostras colhidas na mesma área de alta incidência que a presente análise. Os resultados dos dois estudos sugerem que o historial genético dos doentes com CCEE familiar é diferente do dos casos esporádicos. A presente análise revelou que os casos familiares tinham um início significativamente mais precoce do que os casos esporádicos, sugerindo que um FHUGIC positivo acarreta um maior risco de desenvolvimento de CCEE. Este achado apoia epidemiologicamente os resultados dos dois estudos moleculares anteriores.

Uma série de investigações refere que genes como o Mina 53, Eph A2, nm23-H1, Caspase-3, etc., estão relacionados com o prognóstico do CECS [14-26]. A nossa análise revelou que, apesar de os casos familiares de CCEE terem uma idade de início significativamente mais jovem do que os casos esporádicos, as suas taxas de sobrevivência eram relativamente mais baixas; as diferenças eram significativas para os doentes com mais de 50 anos e para o grupo $T\,jN_{is0}\,M_0$, aparentes na maioria dos subgrupos relativamente numerosos e maiores nos grupos de estádio mais precoce do que nos de estádio mais avançado. O ajustamento para factores de confusão como o sexo, a idade, o tabagismo, o consumo de álcool, a localização do cancro, o ano de cirurgia, a categoria de ressecção e o estádio UICC através da regressão de Cox não alterou os resultados dos testes de significância. Estes resultados sugerem que os antecedentes genéticos, tal como reflectidos pelo FHUGIC, não só determinam o risco de desenvolvimento de CECS, como também podem ter algum valor potencial para o prognóstico. Tanto quanto é do nosso conhecimento, esta análise foi a primeira a relatar uma diferença óbvia nas taxas de sobrevivência em casos familiares e esporádicos num grande grupo de casos de CECS tratados cirurgicamente e acompanhados ao longo de 10 anos.

Uma vez que os indivíduos analisados por nós se baseavam num único hospital e se restringiam apenas a casos operados (sendo excluídos os doentes demasiado tarde para a cirurgia e submetidos a terapêutica multimodal), o problema do viés de seleção nunca suscitou grande consideração. Idealmente, uma investigação das diferenças de idade de início nos casos familiares e esporádicos deveria ser feita com todos os casos incidentes num registo de base populacional. Mas, infelizmente, os nossos registos de cancro de base populacional na área de alta incidência não tinham registado informações sobre a história familiar de cancro até há pouco tempo; e os registos de base hospitalar não incluíam os casos irressecáveis de estádio tardio. Para investigar o grau de enviesamento da seleção, fizemos um inquérito em 2003 a todos os 620 casos que tinham sido registados como ESCC no condado de Shexian de 2000 a 2001. Os resultados revelaram a existência de 285 casos (46,0%) com FHUGIC positivo, 271 casos (43,7%) com FHUGIC negativo, 14 casos (2,3%) com história familiar positiva para outras doenças malignas e 50 casos (8,1%) que não conseguiram recordar uma resposta definitiva. A idade de início para os quatro grupos acima referidos foi de 59,1±8,1, 61,1±9,4, 61,4±6,3 e 60,0±8,6, respetivamente. A única diferença significativa de idade de início observada foi entre o grupo FHUGIC positivo e o negativo ($P=0,03$). Este resultado encorajou-nos a utilizar continuamente o conjunto de dados de base hospitalar para análises de diferenças de sobrevivência.

Uma vez que se verificam melhorias constantes nos resultados cirúrgicos do cancro do esófago ao longo do tempo, os resultados das análises de sobrevivência para casos familiares e esporádicos podem ser facilmente enviesados se o tempo de cirurgia for incomparável. Tal como referido no início da secção de resultados, entre os casos com início acima dos 50 anos, uma proporção significativamente menor de casos familiares foi submetida a cirurgia durante o último período de cinco anos, de 1990 a 1994, do que os casos esporádicos (48,5% versus 55,0%, $P<0,05$). Suspeitámos que este facto poderia ter produzido a falsa curva de sobrevivência mais baixa para os casos familiares do que para os esporádicos. Para excluir a suspeita, traçámos as curvas de sobrevivência para os casos familiares versus os casos esporádicos para cada ano de cirurgia de 1985 a 1994 com o método de Kaplan-Meier; verificou-se que as curvas de sobrevivência não mostravam qualquer diferença de posição para os casos familiares e esporádicos para os dois anos de 1985 e 1993; para 1992 mostraram um padrão inverso; quanto aos outros sete anos, foram observadas curvas de sobrevivência consistentemente mais baixas para os casos familiares do que para os esporádicos, sugerindo que a curva de sobrevivência mais baixa observada para os familiares do que para os esporádicos entre o grupo de casos com idade superior a 50 anos não tinha sido produzida pelo efeito de confusão do tempo de cirurgia incomparável. Ainda interessante, verificou-se durante o processo que a diferença anual das taxas de sobrevivência nos casos familiares e esporádicos parecia estar positivamente correlacionada com a diferença anual da idade de início; por exemplo, de 1986 a 1991, os casos familiares tinham uma idade de início em média mais jovem do que os casos esporádicos, e as curvas de sobrevivência correspondentes para estes seis anos mostraram uma posição consistentemente mais baixa para os casos familiares do que para os casos esporádicos; para os dois anos de 1985 e 1993, as diferenças de idade de início foram ligeiras ou próximas de zero, e as curvas de sobrevivência também não mostraram diferenças de posição; para o único ano de 1992, os casos familiares tiveram um início invulgarmente mais tardio do que os casos esporádicos ($P<0.15$), e as curvas de sobrevivência também mostraram um padrão contrário aos anos comuns. Este aparecimento simultâneo de um início mais precoce e de uma curva de sobrevivência mais baixa para os casos familiares do que para os esporádicos pode provar que as duas evidências se apoiam mutuamente, e ambas reflectem a malignidade do CEC familiar em comparação com o tipo esporádico.

Tem sido comum pensar-se que os casos de CECS com uma idade de início mais jovem podem ser mais agressivos do que os casos mais antigos e, por conseguinte, podem ter uma sobrevivência inferior à dos casos mais antigos [31,32]. No entanto, os resultados da presente análise sugerem que, em geral, os casos com idade inferior a 50 anos continuam a ter um resultado mais favorável do que os casos com idade superior a 50 anos. Isto é especialmente verdadeiro para o grupo familiar. Aqui a sugestão significativa é: na área de alta incidência no norte da China, foi relatado que 25,4% dos pais, 17,62% das mães, 12,39% dos irmãos e 9,42% das irmãs de pacientes com cancro do esófago tinham sido ou seriam diagnosticados com cancro do esófago [2]. A percentagem de doentes com história familiar positiva de cancro do esófago para os casos de cancro do esófago com base hospitalar foi de 22,1% [1]. Considerando que o número de pessoas com FHUGIC positivo na área de alta incidência é muito grande [3,27,28], é digna de nota a associação de uma idade mais jovem com uma melhor sobrevivência, o que pode sugerir um benefício de sobrevivência para a descoberta precoce. A ausência de diferença na sobrevivência entre os casos mais jovens e os mais velhos para o grupo esporádico pode dever-se à diferente distribuição da localização do cancro entre eles, tal como mencionado no final da primeira parte da secção Resultados, pelo facto de o prognóstico do carcinoma do esófago torácico superior ser frequentemente pior do que o do esófago distal [33].

O estudo tem também outros pontos fortes que vale a pena mencionar; em primeiro lugar, o facto de se ter observado um início significativamente mais precoce nos casos familiares do que nos casos esporádicos de CCEE sugere que a qualidade do conjunto de dados é razoável. Em segundo lugar, embora tivéssemos dados de sobrevivência de doentes com CECS após cirurgia desde 1966, restringimos as análises a um período mínimo de 1985 a 1994 para controlar a confusão ao longo do tempo. Em terceiro lugar, o facto de todos os casos analisados terem sido considerados pelo mesmo departamento como potenciais candidatos a ressecção radical e de os doentes serem provenientes de famílias suficientemente ricas para suportar os custos da cirurgia torácica no Hebei Cancer Center ajudou a equilibrar os casos familiares e esporádicos em termos de estádio e de antecedentes socioeconómicos. Além disso, o facto de todos os casos terem sido operados pela mesma dúzia de cirurgiões torácicos no mesmo departamento, seguindo um padrão para a ressecção de CHC de há muitos anos, também ajudou a garantir a comparabilidade da qualidade médica entre os casos familiares e esporádicos. Durante as análises, foi efectuado um ajustamento completo com factores de confusão como a idade, o sexo, o FHUGIC, o tabagismo, o consumo de álcool, a localização do cancro, o estádio TNM, a categoria de ressecção e o ano de cirurgia através do modelo de risco proporcional de Cox. Foram efectuadas análises cuidadosamente estratificadas, conforme refletido na Figura 2, para verificar os resultados.

Em conclusão, verificámos que os casos familiares de CECS têm um início significativamente mais precoce do que os casos esporádicos e, apesar de serem mais jovens no início, têm taxas de sobrevivência relativamente mais baixas do que os casos esporádicos. As diferenças na sobrevivência são significativas para o grupo com idade superior a 50 anos, mais significativas para os grupos com estadios mais precoces do que para os grupos com estadios mais tardios e não são causadas por efeitos de confusão. Estes resultados indicam que os casos familiares de CECS não só desenvolvem o cancro mais cedo, como as suas células cancerosas podem ser mais agressivas do que as dos casos esporádicos. Além disso, a curva de sobrevivência significativamente mais elevada observada para os casos com idade inferior a 50 anos do que para os casos com idade superior a 50 anos no grupo de casos familiares pode indicar algum benefício de sobrevivência para a descoberta precoce de pessoas com FHUGIC positivo na área de alta incidência.

Agradecimentos

Os autores agradecem a todos os colegas envolvidos no tratamento cirúrgico da UGIC no Quarto Hospital da Universidade de Medicina de Hebei. *Este trabalho foi parcialmente apoiado pelo subsídio para o desenvolvimento de temas-chave para as universidades da província de Hebei (No.03276198D).

Referências

1.　Wu Y K, Loucks H H. Carcinoma do esófago ou da cárdia do estômago. Ann Surg 1951;131:946-56.

2.　Chang-Claude J, Becher H, Blettner M et al. Agregação familiar de cancro do esófago numa área de maior incidência na China. Int J Epidemilol 1997;26:1159-1165.

3.　Hu N, Dawsey SM, Wu M et al. Agregação familiar de ESCC no condado de Yangcheng, província de Shanxi, China.
Int J Epidemiol 1992 ;21:877-82.

4. Hua Su, Nan Hu, Joanna Shih et al. Análise da expressão de genes no esófago Squamous Cell Carcinoma Reveals Consistent Molecular Profiles Related to a Family History of Upper Gastrointestinal Cancer (Carcinoma de células escamosas revela perfis moleculares consistentes relacionados com uma história familiar de cancro gastrointestinal superior). *Cancer Research* 2003;63:3872-6.

5. <u>Hu YC, Lam KY, Law S.</u> Profiling of differentially expressed cancer-related genes in esophageal squamous cell carcinoma (ESCC) using human cancer cDNA arrays: overexpression of oncogene MET correlates with tumor differentiation in ESCC. Clin

Cancer Res 2001;7:3519-25.

6. Hu YC, Lam KY, Law S et al. Identificação de genes diferencialmente expressos no carcinoma de células escamosas do esófago (ESCC) por matriz de expressão de cDNA: sobreexpressão dos genes Fra-1, Neogenin, Id-1 e CDC25B no ESCC. Clin Cancer Res 2001 ;7:2213-21.

7. Takeuchi H, Ozawa S, Shih CH et al. A perda da expressão de p16INK4a é associado à expressão do fator de crescimento endotelial vascular no carcinoma de células escamosas do esófago. Int J Cancer 2004 ;109:483-90.

8. Tong T, Zhong Y, Kong J et al. A sobreexpressão de Aurora-A contribui para desenvolvimento maligno do carcinoma de células escamosas do esófago humano. Clin Cancer Res 2004;10:7304-10.

9. Ito T, Shimada Y, Hashimoto Y et al. Envolvimento do TSLC1 na progressão do carcinoma de células escamosas do esófago. Cancer Res 2003 ;63:6320-6.

10. Kuo KT, Chow KC, Wu YC et al. Significado clinicopatológico da sobreexpressão da ciclo-oxigenase-2 no carcinoma de células escamosas do esófago. Ann Thorac Surg 2003 ;76:909-14.

11. Miyazaki T, Kato H, Shitara Y, et al. Mutação e expressão do gene supressor de metástases KAI1 no carcinoma de células escamosas do esófago. Cancer 2000 ;89:955-62.

12. Miyazaki T, Kato H, Nakajima M et al. A sobreexpressão de FAK está correlacionada com a invasividade do tumor e com metástases nos gânglios linfáticos no carcinoma de células escamosas do esófago. Br J Cancer 2003 ;89:140-5.

13. Takeuchi H, Ozawa S, Ando N et al. Mais provas de que a expressão alterada do

gene p16/CDKN2 está associada a metástases nos gânglios linfáticos no carcinoma de células escamosas do esófago. Oncol Rep 2001 ;8:627-32.

14. Makoto Tsuneoka, Hiromasa Fujita, Nobuyuki Arima et al. Mina53 as a Potential Prognostic Fator for Esophageal Squamous Cell Carcinoma .Clin Cancer Research 2004;10:7347-56

15. Miyazaki T, Kato H, Fukuchi M et al. A sobreexpressão de EphA2 está correlacionada com um mau prognóstico no carcinoma de células escamosas do esófago. Int J Cancer 2003;103:657-63

16. Wang LS, Chow KC, Lien YC et al. Significado prognóstico de nm23-H1 no carcinoma de células escamosas do esófago. Eur J Cardiothorac Surg2004;26:419-24

17. Hsia JY, Chen CY, Chen JT et al. Significado prognóstico da expressão da caspase-3 no carcinoma de células escamosas do esófago primário ressecado. Eur J Surg Oncol 2003;29:44-8

18. Takeno S, Noguchi T, Kikuchi R. Prognostic value of cyclin B1 in patients with esophageal squamous cell carcinoma. Cancer2002;94:2874-81

19. Yamamoto S, Tomita Y, Hoshida Y et al. O nível de expressão da proteína contendo valosina (p97) está associado ao prognóstico da doença esofágica carcinoma. Clin Cancer Res 2004;15:5558-65

20. Iizuka N, Tangoku A, Hayashi H et al. A associação entre a expressão de nm23-H1 e a sobrevivência em doentes com carcinoma de células escamosas do esófago. Cancer Lett 1999;26:139-44.

21. Wang DY, Xiang YY, Tanaka M et al. Elevada prevalência de sobreexpressão da

proteína p53 em doentes com ESCC em Linxian, China, e a sua relação com a progressão e o prognóstico. Cancer1994;74:3089-96.

22. Ikeguchi M, Maeta M, Kaibara N. Bax expression as a prognostic marker of postperative chemotherapy for patients with ESCC. Int J Mol Med 2001 ;7:413-7.

23. Kishi K, Doki Y, Yano M et al. A expressão reduzida de MLH1 após quimioterapia é um indicador de mau prognóstico em ESCCs. Clin Cancer Res 2003 ;9:4368-75.

24. Shimada Y, Hashimoto Y, Kan T et al. Prognostic significance of dysadherin expression in esophageal squamous cell carcinoma. Oncology2004;67:73-80.

25. Faried A, Sohada M, Nakajima M et al. Expressão da proteína de choque térmico Hsp60 correlacionada com o índice apoptótico e o prognóstico do paciente no carcinoma de células escamosas do esófago humano. Eur J Cancer 2004 ;40:2804-11.

26. Kimura Y, Watanabe M, Ohga T et al. Vascular endothelial growth fator C expression correlates with lymphatic involvement and poor prognosis in patients with esophageal squamous cell carcinoma. Oncol Rep. 2003 ;10:1747-51.

27. Jun Hou, Yutong He, Cuiyun Qiao et al. Taxas de incidência de cancro do esófago e do estômago em Cixian, China, de 1993 a 1997. Em D.M.Parkin, S.L.Whelan, J.Ferlay et al. (eds). Cancer Incidence in Five Continents Vol.VIII. Lyon, França: Agência Internacional de Investigação sobre o Cancro (IARC) Publicações Científicas n.º 155, 2002;217.

28. Denggui Wen, Jun Hou, Zhongshu Liu et al. Resultados preliminares do registo de cancro no condado de Shexian de 2000 a 2002. In. 26th Reunião anual da Associação

Internacional de Registos de Cancro. Pequim, China 2004;92

29. SPSS Incorporation. SPSS 10.0 for the Windows. Chicago (IL): SPSS Inc 1999

30. Hu N, Roth MJ, Emmert-Buck MR et al. Polymeropolous M, Wang QH, et al. Allelic loss in esophageal squamous cell carcinoma patients with and without family history of upper gastrointestinal tract cancer. Clin Cancer Res 1999; 5: 476-82.

31.   Paul N. Yakshe, David E. Fleischer. Neoplasias do esófago. Em Donald O. Castell. (Eds). The Esophagus. Boston (MA): Little, Brown and Company 1992;281-2.

32. Axon PR, Simo R, Fergie N, Temple RH. Carcinoma da hipofaringe e esófago cervical em idade jovem ao diagnóstico. Ann Otol Rhinol Laryngol.2000;109:590-3.

33 Wang H W, Kuo K T, Wu Y C et al. Resultados cirúrgicos da cirurgia torácica superior

carcinoma do esófago. J Chin Med Assoc. 2004;67:447-57.

Tabela 1. Distribuição das características de 1715 casos de carcinoma espinocelular do esófago (CEC) tratados cirurgicamente, por história familiar de cancro gastrointestinal superior (FHUGIC) e por idade de início inferior ou superior a 50 anos

	Without FHUGIC (N=1238)		With FHUGIC (N=477)		Two-sided *P*-value by Chi-square Test			
	<50 (N=398)	≥50 (N=840)	<50 (N=176)	≥50				
	No (%)	No (%)	No (%)	(N=301)				
	(1)	(2)	(3)	No (%) (4)	(1) Vs 2)	(3) Vs (4)	(1) Vs (3)	(2) Vs (4)
Surgery year					0.29	0.50	0.99	0.05*
1985-1989	192(48.2)	378(45.0)	85(48.3)	155(51.5)				
1990-1994	206(51.8)	462(55.0)	91(51.7)	146(48.5)				
Sex					0.47	0.75	0.49	0.26
Male	275(69.1)	563(67.0)	129(72.2)	213(70.8)				
Female	123(30.9)	277(33.0)	49(27.8)	88(29.2)				
Smoking					0.45	0.62	0.86	0.40
Nonsmoker	152(38.2)	321(38.2)	63(35.8)	102(33.9)				
Smoker	229(57.5)	469(55.8)	105(59.7)	179(59.5)				
Missing	17(4.3)	50(6.0)	8(4.5)	20(6.6)				
Drinking					0.29	0.61	0.82	0.27
Nondrinker	219(55.0)	446(53.1)	93(52.8)	145(48.2)				
Drinker	146(36.7)	300(35.7)	66(37.5)	123(40.9)				
Missing	33(8.3)	94(11.2)	17(9.7)	33(11.0)				
Site					0.00**	0.65	0.83	0.62
Upper&cervical	11(2.8)	22(2.6)	5(2.8)	7(2.3)				
Middle	301(75.6)	563(67.0)	129(73.3)	211(70.1)				
Low	86(21.6)	255(30.4)	42(23.9)	83(27.6)				
TNM stage					0.43	0.29	0.17	0.75
$T_{is,1}N_0M_0$	9(2.3)	30(3.6)	9(5.1)	8(2.7)				
$T_{2,3}N_0M_0$	217(54.5)	441(52.5)	97(55.1)	160(53.2)				
$T_{2,3,4}N_1M_0$	172(43.2)	369(43.9)	70(39.8)	133(44.2)				
Resection category					0.61	0.04*	0.29	0.17
Exploratory	2(0.5)	5(0.6)	2(1.1)	1(0.3)				
R_1 or R_2	28(7.0)	45(5.4)	9(5.1)	18(6.0)				
R_0	344(86.4)	730(86.9)	148(84.1)	271(90.0)				
Missing	24(6.0)	60(7.1)	17(9.7)	11(3.7)				

*P<0.05; ** P<0.01.

23

Tabela 2. Diferenças de idade de início nos casos sem e com História Familiar de Cancro Gastrointestinal Superior (FHUGIC) em 1715 casos de Carcinoma de Células Escamosas do Esófago (CCEE) tratados cirurgicamente

	Without FHUGIC (N=1238)		With FHUGIC (N=477)		Difference in onset age	Two-sided P for (2)-(4) By Student's t-test
	No.(%)	Onset age (Mean $\pm$ SD)	No.(%)	Onset age (Mean $\pm$ SD)		
	(1)	(2)	(3)	(4)	(2)-(4)	
Total	1238	53.2$\pm$82	477	51.8$\pm$83	+1.4	0.00**
Sex						
Males	838	53.2$\pm$83	340	51.7$\pm$85	+1.5	0.00**
Females	400	53.3$\pm$81	137	52.2$\pm$78	+1.1	0.16
Onset age						
<50	398	43.6$\pm$43	176	43.2$\pm$51	+0.4	0.38
$\geqslant$50	840	57.8$\pm$5.1	301	56.9$\pm$51	+0.9	0.01**
Smoking						
Nonsmoker	473	53.5$\pm$85	165	52.6$\pm$82	+0.9	0.23
Smoker	698	53.1$\pm$82	284	51.2$\pm$85	+1.9	0.00**
Missing	67	52.6$\pm$63	28	53.3$\pm$74	-0.7	0.65
Drinking						
Nondrinker	665	53.4$\pm$85	238	52.1$\pm$84	+1.3	0.05*
Drinker	446	53.1$\pm$81	189	51.5$\pm$83	+1.6	0.02*
Missing	127	52.7$\pm$76	50	51.5$\pm$83	+1.2	0.40
Surgery year						
1985-1989	570	52.6$\pm$82	240	51.2$\pm$82	+1.4	0.03*
1990-1994	668	53.8$\pm$82	237	52.5$\pm$84	+1.3	0.04*
Cancer site						
Upper & cervical	33	54.8$\pm$86	12	50.3$\pm$79	+4.5	0.12
Middle third	864	52.6$\pm$82	340	51.4$\pm$83	+1.2	0.03*
Low third	341	54.8$\pm$82	125	53.1$\pm$85	+1.7	0.05*
TNM stage						
$T_{is,1}N_0M_0$	39	55.1$\pm$71	17	50.3$\pm$107	+4.8	0.05*
$T_{2,3}N_0M_0$	658	53.1$\pm$83	257	51.6$\pm$85	+1.5	0.01**
$T_{2,3,4}N_1M_0$	541	53.2$\pm$83	203	52.2$\pm$79	+1.0	0.14
Resection category						
Exploratory	7	51.9$\pm$82	3	48.7$\pm$57	+3.2	0.56
R_1 or R_2	73	53.0$\pm$89	27	52.6$\pm$77	+0.4	0.84
R_0	1074	53.2$\pm$81	419	52.1$\pm$84	+1.1	0.02*
Missing	84	53.8$\pm$93	28	47.6$\pm$71	+6.2	0.00**

*P<0.05; ** P<0.01.

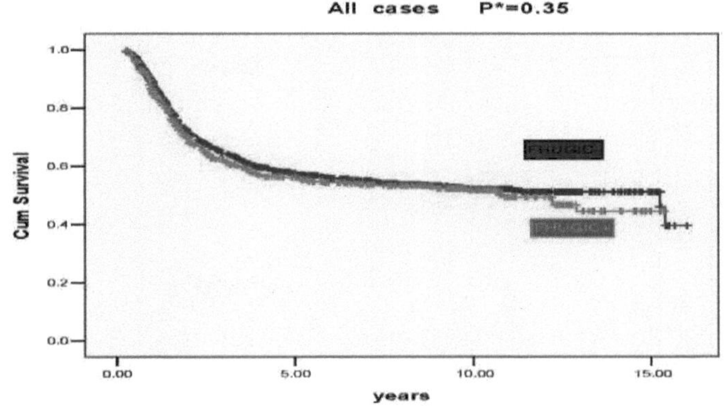

All cases   P*=0.35
Cum Survival
1.0
0.8
0.6
0.4
0.2
0.0
0.00
5.00
10.00
15.00
years
FHUGIC-
FHUGIC+

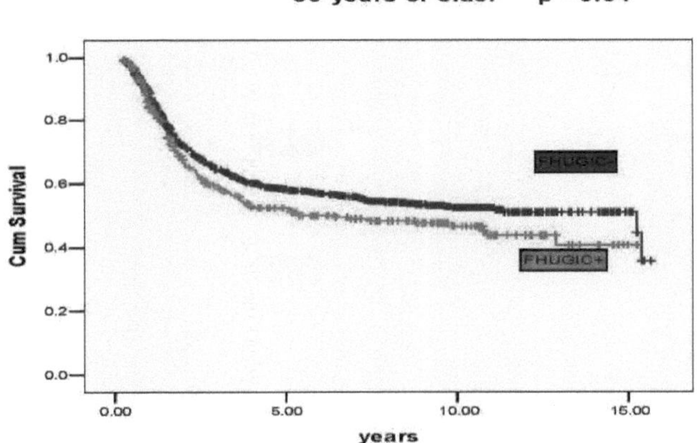

50 years or older   p*=0.04
Cum Survival
1.0
0.8
0.6
0.4
0.2
0.0
0.00
5.00
10.00
15.00
years
FHUGIC-
FHUGIC+

Tis,1 N0M0   P*=0.04

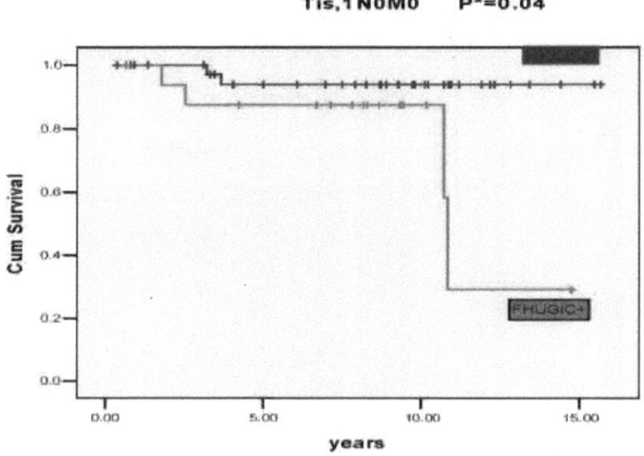

T2,3N0M0   P*=0.40

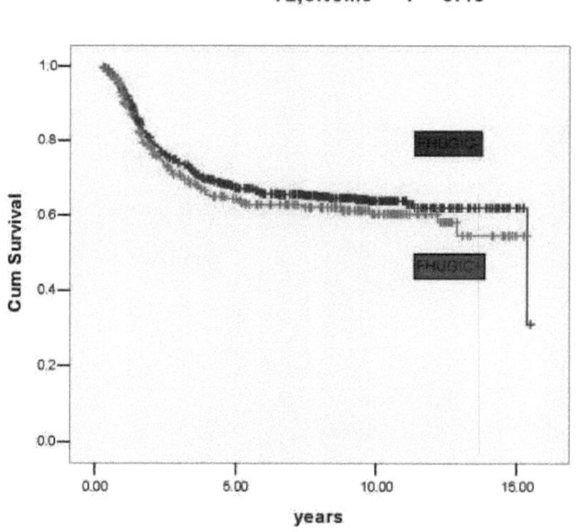

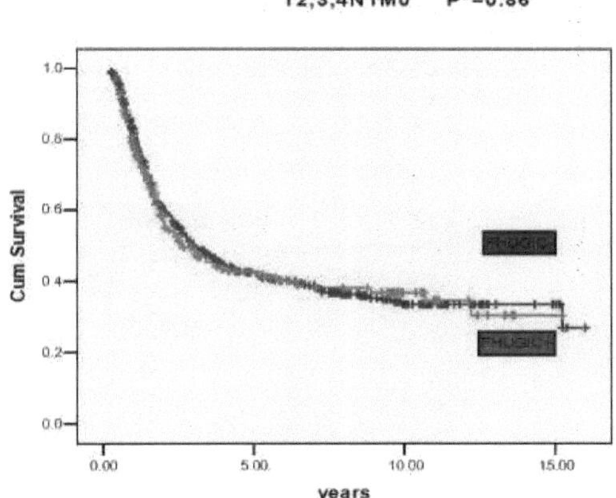

Figura 1. Diferenças das Curvas de Sobrevivência nos casos de Carcinoma de Células Escamosas do Esófago com e sem História Familiar de Cancro Gastrointestinal Superior (FHUGIC) para todos os casos combinados, para os casos com início acima dos 50 anos de idade e para os casos de T jN M_{is00} , T , N_{2300} , Me T , $_{,2340}$ NjMrespetivamente.

* Probabilidade ajustada para sexo, idade de início (superior ou inferior a 50 anos), tabagismo, consumo de álcool, localização do segmento oncológico, ano de cirurgia (ano civil), estádio (UICC) e categoria de ressecção, de acordo com o teste de Wald no modelo de risco proporcional de Cox.

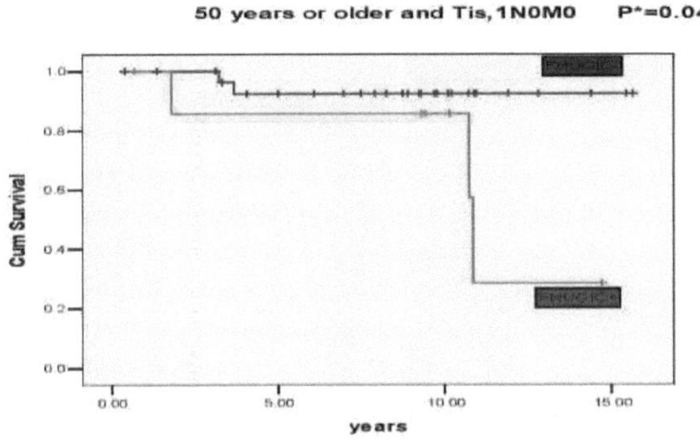

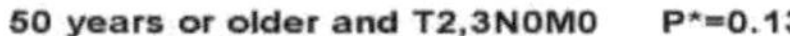

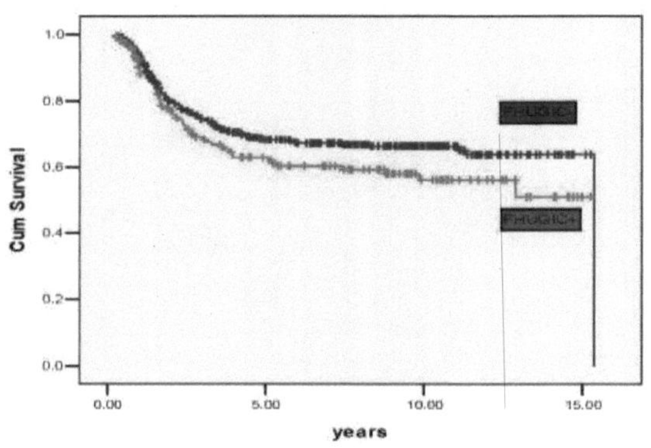

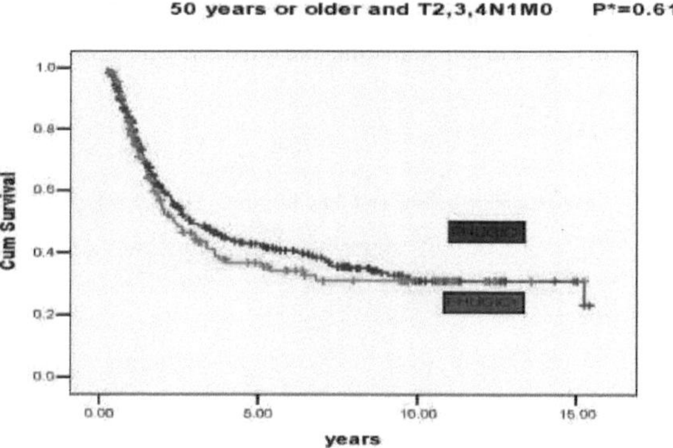

Figura 2. Diferenças das Curvas de Sobrevivência nos casos de Carcinoma de Células Escamosas do Esófago com e sem História Familiar de Cancro Gastrointestinal Superior (FHUGIC) para casos com início acima dos 50 anos de idade e em T , N_{is100} , MT , N_{2300} , Me T , , N_{23410} Mrespetivamente.

* Probabilidade ajustada para sexo, tabagismo, consumo de álcool, localização do segmento de cancro, ano de cirurgia (ano civil) e categoria de ressecção pelo teste de Wald no modelo de risco proporcional de Cox.

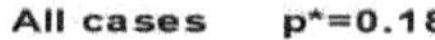

All cases   p*=0.18

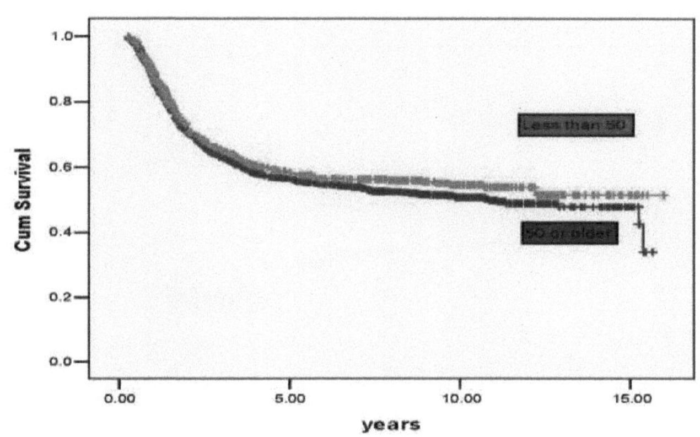

Negative FHUGIC   P*=0.65

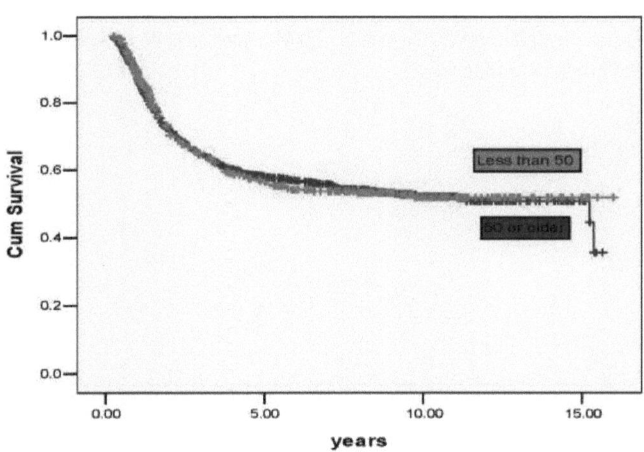

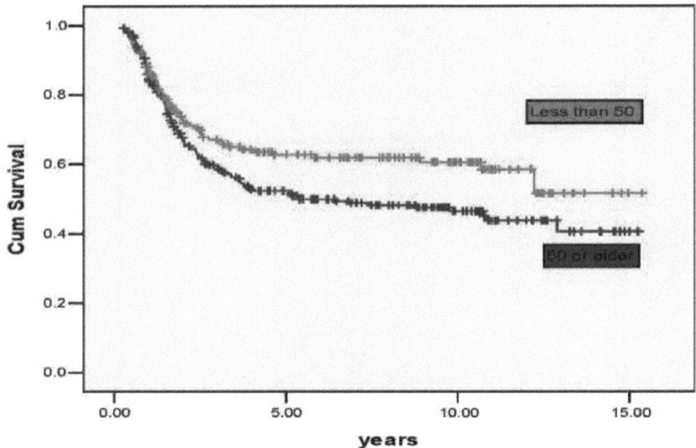

Figura 3. Diferenças das Curvas de Sobrevivência nos casos de Carcinoma de Células Escamosas do Esófago com início abaixo e acima dos 50 anos de idade para todos os casos, para o grupo com História Familiar de Cancro Gastrointestinal Superior (FHUGIC) negativa e para o grupo com FHUGIC positiva.

* Probabilidade ajustada para sexo, FHUGIC, tabagismo, consumo de álcool, localização do segmento do cancro, ano da cirurgia (ano civil), estádio TNM e categoria de ressecção pelo teste de Wald no modelo de risco proporcional de Cox.

SEGUNDA PARTE

O início precoce, os múltiplos tumores malignos primários e o mau prognóstico são indicativos de uma predisposição hereditária para o carcinoma espinocelular do esófago nos casos familiares e não nos casos esporádicos - Uma atualização sobre a sobrevivência de mais de 14 anos

Resumo

Antecedentes: Demonstrar o efeito de uma predisposição hereditária no carcinoma espinocelular do esófago (CEC) familiar, por oposição à forma esporádica do cancro. *Métodos:* Foram analisadas as diferenças na idade de início, as taxas de prevalência de CCEE primário duplo e as taxas de sobrevivência pós-operatória entre os casos de CCEE com (N=476) e sem (N=1226) história familiar de cancro gastrointestinal superior (FHUGIC, definido como tendo um ou mais familiares de primeiro ou segundo grau com cancro do esófago ou da cárdia gástrica). *Resultados:* Globalmente, os casos de CEC familiar apresentam uma idade de início significativamente mais precoce (51,9±8,2 versus 53,4±8,0, Pt-test=0,000), uma taxa de prevalência significativamente mais elevada de CEC duplo primário (2,73% versus 1,22%, ajustado com TNM: X_{MH}^2 =4,029, P=0,045) e um pior prognóstico do que os casos esporádicos (P_{wald} =0,049). Nas análises de subgrupos, os casos familiares apresentaram um início mais precoce e uma sobrevida pior na maioria dos subgrupos, em oposição aos casos esporádicos, e a diferença foi maior nos grupos em fase inicial do que nos grupos em fase tardia (o teste Pt para a diferença na idade de início em Tis, 1 N0 M0 , T 2,3N 0M 0 e T 2,3,4N 1M 0 foi de 0.002, 0,006 e 0,081, respetivamente; e

P_{wald} para a diferença na sobrevivência em T $_{,is1}$ N_0 M_0 , T , N_{2300} M, e em T , , N_{23410} Mforam 0,010, 0,180 e 0,520, respetivamente).

Conclusão: Estes resultados sugerem a existência de CEC familiar em oposição ao CEC esporádico. De acordo com a teoria da origem do cancro por "dois golpes", estes resultados sugerem também que o "primeiro golpe", uma predisposição genética, é herdado no CEC familiar.

Palavras-chave: CECP; Cancro Familiar; Idade de Início; Primário Síncrono Carcinoma; Prognóstico; Cancro esporádico.

Introdução

A identificação do efeito de uma predisposição hereditária num cancro pode fornecer informações cruciais sobre a tumorigénese. A teoria dos "dois golpes" tem sido amplamente aceite para explicar a ocorrência de formas de cancro, tanto familiares como esporádicas, resultantes da inativação de genes supressores de tumores críticos. De acordo com a teoria, num cancro familiar, o "primeiro golpe" pode ser uma mutação germinativa hereditária num dos alelos e o "segundo golpe" é uma mutação somática no outro alelo de um gene supressor de tumor. No entanto, num cancro esporádico, ambos os "hits" são mutações somáticas e as duas mutações têm de ocorrer na mesma célula para inativar ambos os alelos de um gene supressor de tumor - o que é tão raro que apenas uma única célula é suscetível de sofrer tal evento. Por esta razão, os cancros esporádicos são geralmente monoclonais, com o tumor original a surgir numa única localização no tecido afetado[1].

Uma vez que os casos de cancro familiar herdaram o "primeiro golpe" em todas as células de um tecido, o segundo golpe pode causar um tumor sempre que ocorre numa das células. Por conseguinte, em comparação com o cancro esporádico, o cancro familiar pode desenvolver-se mais cedo e como múltiplos tumores malignos primários [1].

Nas áreas endémicas de carcinoma espinocelular do esófago (ESCC) no norte da China, os inquéritos genealógicos há muito que provam a existência de famílias de alto risco [2, 3], sugerindo que uma predisposição genética é herdada nas famílias de alto risco. No entanto, não há praticamente nenhuma evidência clinicopatológica que apoie esta ideia. Ao analisar uma grande coorte de seguimento hospitalar, descobrimos diferenças sistémicas na idade de início, prevalência de CEC duplo primário síncrono e prognóstico entre casos de CEC com e sem História Familiar de Cancro Gastrointestinal Superior (FHUGIC, definido como tendo um ou mais familiares de primeiro ou segundo grau com cancros do esófago ou da cárdia gástrica).

Materiais e métodos

Atualização da informação de sobrevivência e seleção de sujeitos

Num relatório anterior, encontrámos uma diferença significativa na sobrevivência apenas nos dois grupos de pessoas com mais de 50 anos e nos casos Tis,1N0M0 em fase inicial entre o CEC familiar e o esporádico (477 e 1238 casos, respetivamente, operados de 1985 a 1994 no hospital 4th da Hebei Medical University) [4]. Considerando que a informação foi obtida imediatamente antes da operação, é provável que as respostas falso-negativas ao FHUGIC de alguns probandos relativamente jovens do grupo com menos de 50 anos tenham obscurecido a diferença de sobrevivência, porque para eles era demasiado cedo para dar informação positiva sobre o FHUGIC. Por conseguinte, no presente estudo, para além de atualizar a informação de seguimento até 30 de dezembro de[th] , 2008 para os 1715 casos previamente analisados, restringimos as análises aos indivíduos com mais de 30 anos de idade aquando da operação para controlar o número de respostas falso-negativas. Como resultado, um total de 1702 casos foi analisado, com 13 casos excluídos (um com FHUGIC positivo e 12 com FHUGIC negativo), e as informações clinicopatológicas detalhadas, bem como o método estatístico, foram os mesmos do relatório anterior.

Definição de carcinoma de células escamosas primário duplo síncrono do esófago
Tal como referido no relatório anterior, antes da análise excluímos 221 casos com adenocarcinomas esofágicos coexistentes e 52 casos com carcinomas primários coexistentes noutros locais que não o esófago. Entre os 1702 casos estudados, após a revisão do relatório patológico e das lâminas correspondentes para cada CECS primário removido cirurgicamente e feito com exame histológico em série, identificámos 28 doentes com CECS primário duplo síncrono. A displasia de alto grau ou os tumores intra-epiteliais foram excluídos porque os respectivos critérios de diagnóstico variaram ao longo do período de dez anos na China. Quanto à definição de duplo primário síncrono, foram aplicados os seguintes critérios: (i) Ambas as lesões apresentavam características malignas definidas, localizadas individualmente e sem continuidade entre elas. (ii) Ambos os carcinomas primários estavam rodeados por carcinomas intra-epiteliais ou displasia. O segundo critério foi utilizado para excluir

lesões metastáticas intramurais que ocorrem frequentemente em doentes com CECS.

Para os 11 casos com tumores não ressecáveis entre os 1702, o julgamento da existência de múltiplos tumores primários foi baseado nos achados diagnósticos. De facto, todos os 28 CECS menores tinham sido localizados por endoscópio ou exame de raio-X com bário antes da cirurgia, e foram removidos cirurgicamente na operação.

Pelo sistema de estadiamento da UICC (1987), foram classificados como um tumor T1, cinco T2, vinte e um T3 e um T4.

O estudo foi aprovado pelo Conselho de Revisão de Ética Institucional do Instituto do Cancro de Hebei na Universidade Médica de Hebei.

Resultados

Diferenças na idade de início entre casos familiares e esporádicos de CECS

Como mostrado na Tabela 1, os casos familiares desenvolveram CEC muito mais cedo do que os esporádicos ($51,9\pm8,2$ versus $53,4\pm8,0$ anos, P $t_{t\text{-tes}}$ 0,000). No geral, a diferença foi de 1,5 ano, e a diferença foi significativa ou razoavelmente significativa na maioria dos subgrupos, incluindo as categorias de homens e mulheres, idade de início > e < 50 anos, fumadores e não fumadores, consumidores de álcool e não consumidores de álcool, anos de cirurgia (1985-1989 VS 1990-1994), localização do tumor, estádios TNM e grau de ressecção. O mais interessante é que a diferença estava relacionada com o estádio; tinha significado estatístico no grupo de Tis,1 N0M0, T2,3N0M0 e no grupo R_0 completamente ressecado ($_{\text{Teste-Pt=0}}$,002, 0,006, 0,001 respetivamente), mas a diferença era menos significativa em T2,3,4N1M0, no grupo

R$_1$ ou R$_2$ parcialmente ressecado e no grupo paliativamente ressecado ($_{\text{Teste-Pt=0}}$,081, 0,301, 0,291 respetivamente).

Diferenças na prevalência de células escamosas primárias duplas síncronas

carcinoma entre casos familiares e esporádicos

Conforme demonstrado na Tabela 2, os casos familiares apresentaram uma taxa de prevalência de 2,7% (13/476) para CEC duplo primário síncrono, enquanto a taxa foi de 1,2% (15/1226) para os casos esporádicos. A diferença foi significativa (X^2 =4,82, P=0,028) e manteve-se significativa após o ajustamento para sexo (X_{MH}^2 =4,150, P=0,042), idade (X_{MH}^2 =4,467, P=0,035), localização do tumor (X_{MH}^2 =4.00, P=0,046), tabagismo (X_{MH}^2 =3,944, P=0,047), consumo de álcool (X_{MH}^2 =4,072, P=0,044) e, especialmente, para o estádio TNM do foco principal do carcinoma (X_{MH}^2 =4,029, P=0,045). Se for utilizado um odds ratio (OR) para explicar os resultados, tal como num estudo caso-controlo, o risco de CECP duplo primário síncrono para casos familiares é 2,27 vezes superior ao dos casos esporádicos (OR=2,27, IC95%: 1,07-4,80). Uma vez que todos os carcinomas primários duplos dos 28 casos eram clinicamente evidentes e removidos cirurgicamente, estes tumores representam apenas os clinicamente detectáveis. Se a displasia grave e os tumores intra-epiteliais fossem considerados, poderiam ter sido registadas taxas muito mais elevadas.

Análise dos factores de prognóstico significativos do carcinoma espinocelular do esófago

Na análise de sobrevivência com o teste de Wald retroativo através do modelo de risco proporcional de Cox para encontrar factores de prognóstico significativos [5] (Tabela 3), o TNM (Tis,1N0M0, T2,3N0M0, T2,3,4N1M0), a categoria do grau de ressecção (R$_0$, R$_1$ ou R$_2$ e o exploratório), a localização do tumor (terço superior, médio e inferior), a idade (inferior ou superior a 50 anos) e o FHUGIC foram considerados factores de prognóstico independentes, terço médio e inferior), idade (inferior ou superior a 50 anos), CECP duplo primário e FHUGIC foram considerados preditores prognósticos independentes, sendo cada um deles observado em associação inversa significativa com as taxas de sobrevivência, e o valor de P$_{wald}$ foi de 0.000, 0,000, 0,008, 0,013, 0,021 e 0,049, respetivamente, ajustados para qualquer fator com os restantes. Relativamente à localização do tumor, os tumores do terço superior apresentaram o pior prognóstico. No entanto, para além dos seis factores acima referidos, o sexo, o tabagismo e o consumo de álcool foram excluídos do modelo final ao nível de significância de 0,05.

Diferenças na taxa de sobrevivência pós-operatória entre casos familiares e esporádicos

Dos 1702 doentes com CECS tratados cirurgicamente, embora os casos familiares fossem, em média, significativamente mais jovens (1,5 anos) do que os casos esporádicos, apresentavam um pior prognóstico. A diferença na sobrevivência pós-operatória pelo FHUGIC foi independente de factores de prognóstico como o sexo, a idade, o tabagismo, o consumo de álcool, o ano de cirurgia, a localização do tumor, o estádio TNM, o grau de ressecção e o CECP primário duplo (Quadro 3), e foi significativa no grupo total e no grupo Tis, 1 N0 M0 (P ajustado i$_{Wad}$ 0,049 e 0,010, respetivamente, apresentados como a 1ª e a 2ª imagens na Figura 1). A diferença foi

óbvia na maioria dos subgrupos, semelhante à dos casos T2,3 N0 M0, como mostra a 3ª

imagem da Figura 1 (P ajustado d_{Wal} 0,180). Tal como a diferença na idade de início

por FHUGIC, a diferença na sobrevivência entre o CEC familiar e esporádico também

estava relacionada com o estádio. Como mostram as 2ª, 3ª e 4ª imagens da Figura 1, a

diferença foi significativa para Tis,1 N0 M0, óbvia para T2,3N0 M0, mas desapareceu

entre os casos T2,3,4N1M0 (P ajustado$_{Wald}$ =0,010, 0,180 e 0,520, respetivamente).

Discussão

Em 1999, foi registada uma diferença significativa na perda alélica entre casos de

CCEE com e sem FHUGIC na área de alto risco no norte da China [6]. Quatro anos

mais tarde, uma análise da expressão genética em indivíduos da mesma área

identificou 152 genes, cuja expressão diferia significativamente entre os casos de

CCEE familiar e esporádico [7]. Os autores sugeriram que os casos familiares de

CCEE podem ter uma alteração genética de base mais elevada do que os casos

esporádicos. No entanto, até à data, não há praticamente nenhuma evidência

clinicopatológica que apoie esta ideia. Através da análise dos dados clinicopatológicos

e de sobrevivência de 1702 casos de CECP tratados cirurgicamente e seguidos durante

14 anos, encontrámos diferenças sistémicas na idade de início, na taxa de prevalência

de CECP duplo primário síncrono e no prognóstico entre os casos familiares e

esporádicos.

Até à data, os estudos de prognóstico sobre o CECS têm-se centrado principalmente nos casos tratados cirurgicamente. Os preditores de prognóstico significativos identificados incluem o estádio do tumor aquando do diagnóstico, o tratamento recebido, o estado geral de saúde do doente, as características morfológicas e o perfil molecular dos tumores [8]. No entanto, nunca antes os tumores malignos FHUGIC e multifocais foram relatados como factores de previsão significativos.

Neste estudo, verificámos que, apesar de os casos familiares serem significativamente mais jovens no início da doença e, por conseguinte, tratados mais cedo do que os casos esporádicos, os primeiros tiveram uma sobrevida pior do que os segundos, e a diferença foi significativa no grupo total e no grupo Tis,1N0 M0 em fase inicial, aparente na maioria dos subgrupos e maior nos grupos em fase relativamente inicial do que nos grupos em fase tardia. O ajuste para sexo, idade, tabagismo, consumo de álcool, localização do tumor, ano de cirurgia, categoria de ressecção e estágio TNM pela regressão de Cox não alterou os resultados do FHUGIC. Além disso, verificou-se que a diferença na sobrevivência entre casos familiares e esporádicos estava intimamente associada à diferença na idade de início em subanálises, ou seja, quando existe uma diferença significativa na idade de início pelo FHUGIC, existe uma diferença significativa no tempo de sobrevivência. Para além do FHUGIC, a análise de sobrevivência também identificou a apresentação síncrona de cancros esofágicos primários duplos como um preditor prognóstico independente. Estes resultados sugerem que a predisposição genética está relacionada tanto com o desenvolvimento como com o prognóstico do CECS.

A idade precoce de início e os múltiplos tumores malignos primários nos casos familiares sugerem uma predisposição hereditária. Embora o CECS seja amplamente conhecido por uma variação geográfica notável, que sugere o efeito de factores de risco ambientais [9], observações epidemiológicas repetidas também confirmaram a existência de famílias de alto risco [2,3], o que, mais uma vez, se argumentou refletir factores de risco familiares comuns ou uma predisposição genética. Ao identificar um maior número de neoplasias malignas primárias múltiplas e uma sobrevivência reduzida em associação com os casos de CHC familiares e não esporádicos, somos da opinião de que o risco associado a uma história familiar positiva de CHC é devido a uma predisposição hereditária e não à co-exposição a factores de risco domésticos comuns. No entanto, por origem, a predisposição genética pode ainda ter-se desenvolvido a partir de uma adaptação evolutiva ao ambiente.

Na teoria dos "dois golpes", não só uma mutação, mas também uma metilação excessiva do ADN podem servir de segundo golpe para fazer com que um gene supressor de tumor perca a sua função. Uma vez que foi encontrado um elevado nível de metilação de ilhas CpG em genes supressores de tumores críticos em CECS nas zonas de alto risco do norte da China [10,11,12], e que a alteração da função dos genes devido à metilação é transmitida de forma estável através da mitose, a teoria parece especialmente significativa para o desenvolvimento de CECS na região.

Embora a diferença na idade de início do cancro pelo FHUGIC seja de apenas 1,5 anos, é mais do que uma vantagem estatística resultante de amostras de grande dimensão, porque foi amplamente observada nas subanálises, significativa nos casos em fase inicial e estreitamente associada à diferença nas taxas de sobrevivência. Assim, defendemos que a precocidade de 1,5 anos na idade de início é indicativa da predisposição genética, mesmo que o efeito possa ter sido diluído durante a longa carcinogénese.

Ao contrário de uma idade de início mais jovem e de um maior número de tumores malignos primários, a redução da sobrevivência surge muito mais tarde (após 14 anos de seguimento neste estudo), reflectindo uma biologia mais agressiva para o CEC familiar do que para o CEC esporádico. No entanto, a diferença no prognóstico ainda foi observada como significativa no total dos casos e nos casos em fase inicial, e intimamente associada à diferença de idade de início. Tendo em conta que 152 genes foram descritos como diferencialmente expressos entre o CEC familiar e o esporádico, que genes relacionados com o tumor, tais como MET, Fra-1, Neogenin, Id-1 e CDC25B, bem como padrões específicos de metilação do ADN, foram todos considerados com significado prognóstico para o CEC [7, 8, 12], somos da opinião de que a diferença amplamente observada no tempo de sobrevivência entre o CEC familiar e o esporádico no presente estudo confirma efetivamente as descobertas moleculares anteriores. Em conjunto, estes resultados provam que o desenvolvimento e o prognóstico do CECS são geralmente influenciados pela biologia maligna.

Em conclusão, numa grande coorte hospitalar de CECS com 14 a 23 anos de seguimento, descobrimos diferenças significativas sistémicas na idade de início, prevalência de carcinoma primário duplo síncrono e taxas de sobrevivência entre casos de CECS familiares e esporádicos. Todas estas descobertas sugerem a existência de CHC familiar em oposição ao CHC esporádico, e tornam o modelo de "dois golpes" aplicável ao CHC nas áreas de alto risco no norte da China.

Referências

[1] Nussbaum R L , Roderick R. McInnes, Huntington F. Willard 111(2007)

Genetics and Cancer. Em: Nussbaum R L , Roderick R. McInnes, Huntington F.

Willard III, eds. Thompson & Thompson Genetics in Medicine. Singapura: Elsevier

Pte Ltd, pp. 313-332.

[2] Hu N, Dawsey S M, Wu M, Bonney G E, He L J, Han X Y, Fu M ,Taylor P

R.(1992) Familial aggregation of esophageal cancer in Yangcheng County, Shanxi

Province, China. Int. J. Epidemiol **21**:877-882.

[3] Chang-Claude J, Becher H, Blettner M , Qiu S, Yang G, Wahrendorf J(1997)

Familial aggregation of esophagus cancer in a higher incidence area in China. Int J

Epidemilol 26:1159-65.

[4] Wen D, Wang S, Zhang L, Zhang J, Wei L, Zhao X (2006) Diferença de

idade de início e taxas de sobrevivência em casos de cancro do esófago com e sem

história familiar de cancro gastrointestinal superior numa região de alto risco em

norte da China. Cancro familiar 5:343-352.

[5] SPSS Incorporation. SPSS 13.0 for the Windows, Chicago (IL): SPSS Inc 2006.

[6] Hu N., Roth,M.J., Emmert-Buck,M.R. et al(1999)Allelic loss in esophageal

squamous cell carcinoma patients with and without family history of upper

gastrointestinal tract cancer. Clin. Cancer Res **5**: 3476-82.

[7] Hua Su, Nan Hu, Joanna Shih et al(2003) Gene Expression Analysis of

Esophageal Squamous Cell Carcinoma Reveals Consistent Molecular Profiles Related

to a Family History of Upper Gastrointestinal Cancer. Cancer Research 63:3872-6.

[8] Gabbert H.E., Shimoda T, Hainaut P, Nakamura Y, Field J. K., e Inoue H(2000) Squamous cell carcinoma of the esophagus. Em Hamilton SR, Aaltonen LA(eds): Pathology & Genetics, tumor of the digestive sistemas. Lyon: IARC Press 18-30.

[9] Yang CS(1980) Investigação sobre o cancro do esófago na China: uma revisão. Cancro Res 40:2633-2644.

[10] Fang MZ, Jin Z, Wang Y, Liao J, Yang GY, Wang LD, Yang CS (2005) Hipermetilação do promotor e inativação da $O_{(6)}$-metilguamina-DNA-metiltransferase no carcinoma espinocelular do esófago e sua reativação em linhas celulares. Int J Oncol 26(3):615-22.

[11] Zhang L, Lu W, Miao X, Xing D, Tan W, Lin D(2003) Inativação do gene de reparação do ADN $O_{(6)}$-metilguamina-DNA-metiltransferase por hipermetilação do promotor e a sua relação com a mutação P_{53} no carcinoma de células escamosas do esófago. Carcinogenesis 2003; 24(6):1039-44.

[12]   Wang J, SASCO Annie J, Fu C, Xue H, Guo G, Hua Z, Zhou Q, Jiang Q, Xu B (2008) Metilação aberrante do ADN dos genes P16, MGMT e hMLH1 em combinação com o polimorfismo genético MTHFR C677T no carcinoma de células escamosas do esófago. Cancer epidemiology, biomarkers & prevention 2008; 17: 118-125.

Tabela 1. Diferença na idade de início entre os casos de carcinoma de células escamosas do esófago com e sem história familiar de cancro gastrointestinal superior (FHUGIC) para todos os 1702 casos tratados cirurgicamente de 1985 a 1994 no 4.º hospital da Universidade de Medicina de Hebei

	Without FHUGIC (N=1226)		With FHUGIC (N=476)		Difference	P
	No.(%)	Age of onset (Mean±SD)	No.(%)	Age of onset (Mean±SD) (4)	(2)-(4)	
	(1)	(2)	(3)		(2)-(4)	
Total	1226	53.4± 8.0	476	51.9± 8.2	+1.5	0.000**
Sex						
Males	830(67.7)	53.4± 8.1	339(71.2)	51.8± 8.4	+1.6	0.002**
Females	396(32.3)	53.3± 7.8	137(28.8)	52.2± 7.8	+1.3	0.088
Age of onset						
<50	386(31.5)	43.9± 3.9	175(36.8)	43.3± 4.8	+0.6	0.158
≥50	840(68.5)	57.8±5.1	301(63.2)	56.9± 5.1	+0.9	0.006**
Smoking						
Nonsmoker	468(38.2)	53.8±8.3	165(34.7)	52.7± 8.2	+1.1	0.160
Smoker	691(56.4)	53.3±8.0	283(59.5)	51.3± 8.3	+2.0	0.001**
Missing	67 (5.4)	52.6±6.3	28(5.9)	53.3± 7.4	-0.7	0.658
Drinking						
Nondrinker	657(53.6)	53.7±8.2	238(50.0)	52.1± 8.4	+1.5	0.016*
Drinker	442(36.1)	53.3±7.9	188(39.5)	51.7± 8.0	+1.6	0.017*
Missing	127(10.3)	52.7±7.6	50(10.5)	51.5± 8.3	+1.1	0.412
Surgery year						
1985-1989	563(45.9)	52.9±8.0	240(50.4)	51.2± 8.2	+1.6	0.009**
1990-1994	663(54.1)	53.9±8.1	236(49.6)	52.6± 8.2	+1.3	0.031*
Cancer Location						
Upper	32 (2.6)	55.4±7.9	12(2.5)	50.3± 7.9	+5.0	0.074
Middle third	855(69.7)	52.8±7.9	339(71.2)	51.5± 8.1	+1.3	0.014**
Low third	339(27.7)	54.9±8.1	125(26.3)	53.1± 8.5	+1.7	0.030*
TNM stage						
$T_{is,1}N_0M_0$	39(3.2)	55.1±7.1	17(3.6)	50.3± 10.7	+4.8	0.002*
$T_{2,3}N_0M_0$	693(56.5)	53.4±8.1	278(58.4)	51.8± 8.4	+1.6	0.006**
$T_{2,3,4}N_1M_0$	494(40.3)	53.4±8.0	181(38.0)	52.2± 7.7	+1.2	0.081
Resection						
Exploratory	7 (0.6)	51.9±8.2	4 (0.8)	46.5± 6.4	+5.4	0.291
R_1 or R_2	76 (6.2)	53.8±8.7	31(6.5)	52.1± 7.3	+1.7	0.301
R_0	1143(93.2)	53.4±8.0	441(92.6)	51.9± 8.3	+1.5	0.001**

* $P_{t\text{-}test}<0.05$; ** $P_{t\text{-}test}<0.01$.

Tabela 2. Diferentes prevalências de carcinoma espinocelular duplo primário síncrono (CPSDP) do esófago entre casos de carcinoma espinocelular do esófago com e sem história familiar de cancro gastrointestinal superior (FHUGIC)

FHUGIC	SDPSCC		Total
	None (%)	Yes (%)	
Negative	1211 (98.8)	15 (1.2)	1226
Positive	463 (97.3)	13 (2.7)	476
Total	1674	28	1702

X^2=4.82, P=0.028, OR=2.27, 95% CI: 1.07-4.80

Tabela 3 Variáveis prognósticas significativas seleccionadas pelo teste de Wald no modelo de risco proporcional de Cox

Backwards selection of prognostic variables by Wald-Test		B	SE	Wald	df	Sig.	Exp(B)
Step 1	Sex	-.021	.089	.056	1	.812	.979
	Age	.011	.004	5.931	1	.015	1.011
	Smoking	.160	.168	.904	1	.342	1.173
	Drinking	.094	.084	1.269	1	.260	1.099
	Family History Upper Gastrointestinal Cancer	.145	.078	3.476	1	.062	1.156
	Tumor Location	-2.000	.744	7.217	1	.007	.135
	TNM	.850	.068	157.599	1	.000	2.340
	Double Primary Upper Digestive Cancer	.587	.247	5.669	1	.017	1.799
	Resection Category	.367	.068	28.953	1	.000	1.444
Step 2	Age	.011	.004	5.896	1	.015	1.011
	Smoking	.161	.168	.928	1	.335	1.175
	Drinking	.104	.073	2.028	1	.154	1.110
	Family History Upper Gastrointestinal Cancer	.146	.078	3.509	1	.061	1.157
	Tumor Location	-1.995	.744	7.190	1	.007	.136
	TNM	.850	.068	157.551	1	.000	2.339
	Double Primary Upper Digestive Cancer	.584	.246	5.623	1	.018	1.793
	Resection Category	.368	.068	29.037	1	.000	1.445
Step 3	Age	.011	.005	5.954	1	.015	1.011
	Drinking	.112	.073	2.402	1	.121	1.119
	Family History Upper Gastrointestinal Cancer	.146	.078	3.513	1	.061	1.157
	Tumor Location	-1.993	.744	7.177	1	.007	.136
	TNM	.852	.068	158.814	1	.000	2.345
	Double Primary Upper Digestive Cancer	.580	.246	5.550	1	.018	1.786
	Resection Category	.370	.068	29.524	1	.000	1.448
Step 4	Age	.011	.005	6.107	1	.013	1.011
	Family History Upper Gastrointestinal Cancer	.153	.078	3.865	1	.049	1.165
	Tumor Location	-1.976	.743	7.067	1	.008	.139
	TNM	.855	.068	159.813	1	.000	2.351
	Double Primary Upper Digestive Cancer	.570	.246	5.366	1	.021	1.769
	Resection Category	.375	.068	30.292	1	.000	1.456

All cases, P=0.049*

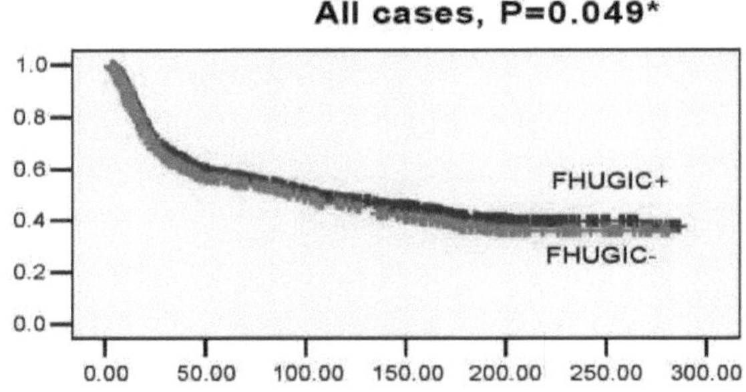

Tis,1N0M0 cases, P=0.010*

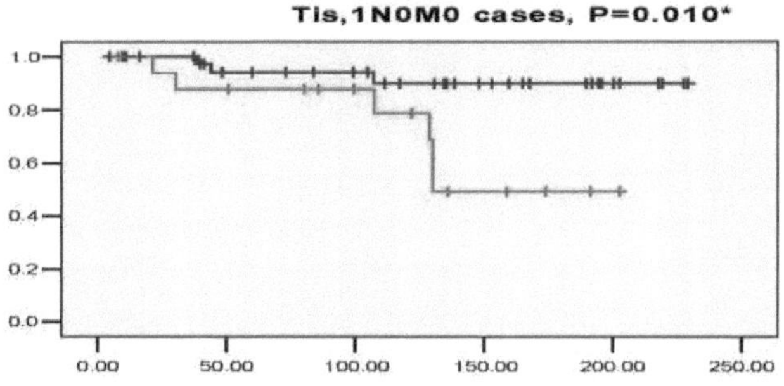

T2,3N0M0, P=0.180*

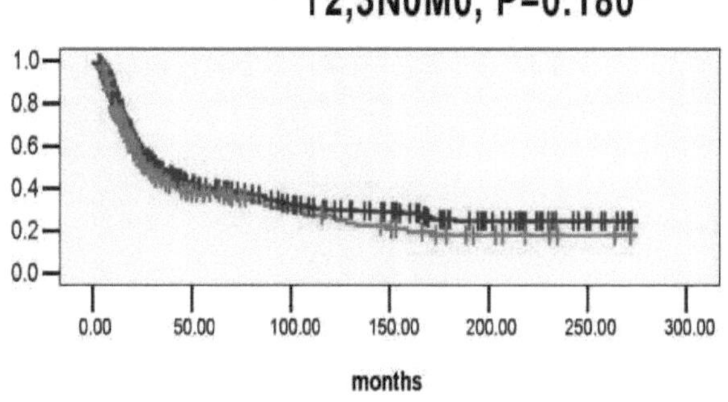

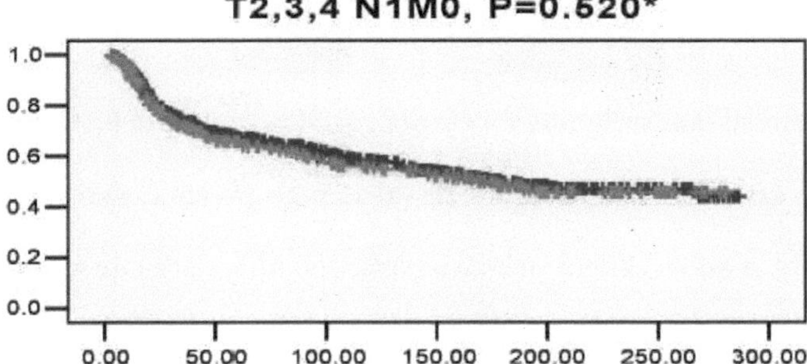

Figura 1 Diferença nas taxas de sobrevivência entre casos de carcinoma espinocelular do esófago com e sem história familiar de cancro gastrointestinal superior para todos os casos, para Tis,1N0M0, T2,3,N0M0 e T2,3,4N1M0 separadamente.

* Probabilidade ajustada para a idade, sexo, tabagismo, consumo de álcool, ano de cirurgia, TNM, história familiar de cancro gastrointestinal superior, localização do tumor, cancro gastrointestinal superior primário duplo, categoria de ressecção, quando apropriado, pelo teste de Wald no modelo de risco proporcional de Cox no pacote SPSS.

TERCEIRA PARTE

Os doentes com adenocarcinoma da cárdia gástrica com uma história familiar positiva estão associados a uma idade de início mais jovem e, mais provavelmente, a outro cancro primário síncrono numa área de alto risco chinesa.

Resumo

Contexto: Identificar um componente genético nos adenocarcinomas da cárdia gástrica (GCA).

Métodos: A idade de início (AO) e a taxa de outro cancro gastrointestinal superior primário síncrono (RASPUGIC) foram comparadas entre ACGs com (N=766) e sem história familiar de cancro gastrointestinal superior (FHUGIC) (N=2167). Os cancros gastrointestinais foram diagnosticados em 3128 doentes com cancros gastrointestinais primários de uma coorte cirúrgica consecutiva operada de 1973 a 1994 no 4th Hospital da Universidade de Medicina de Hebei, numa região de alto risco no norte da China.

Resultados: Globalmente, os GCAs de FHUGIC positivo apresentaram uma AO significativamente mais jovem e um RASPUGIC mais elevado do que o grupo negativo (54,68 ± 7,35 *vs* 55,94 ± 7,47 anos de idade, $P_{t\text{-}test} = 0,000$; 3,1% *vs* 1,3%, $y = 11,02$, $P = 0,001$). As duas diferenças são significativas ou quase significativas na maioria dos subgrupos, e a associação entre FHUGIC e RASPUGIC é significativa para as ACG de início mais jovem (< 55 anos, $x2=6,50$, $P=0,04$), mas não significativa para as ACG de início mais tardio (> 55 anos, $x2=4,22$, $P=0,12$).

Conclusão: Os resultados sugerem um componente genético da ACG na região chinesa de alto risco.

Palavras-chave: GCA ESCC Cancro familiar Cancro esporádico Idade de início
Carcinoma primário síncrono .

Introdução

A identificação de um componente genético num cancro é crucial para compreender a tumorigénese. A teoria dos "dois golpes" tem sido amplamente aceite para explicar a ocorrência de cancro familiar e esporádico resultante da inativação de genes supressores de tumor. De acordo com a teoria, no cancro familiar, uma vez que a função de um alelo de um gene supressor de tumor crucial já se perdeu devido à herança de uma mutação germinativa (first-hit) que, teoricamente, existe em todas as células de um tecido, o desenvolvimento de um cancro necessita apenas da inativação do alelo normal remanescente por second-hits numa célula. No entanto, para o desenvolvimento de um cancro esporádico, ambos os alelos do gene supressor de tumor têm de ser inactivados por mutações somáticas. Este acontecimento é tão raro que é provável que apenas uma única célula seja afetada no tecido. Por conseguinte, a maioria dos cancros esporádicos, se não todos, desenvolvem-se como um único carcinoma primário. Em contrapartida, o cancro familiar tende a desenvolver-se em múltiplos locais [1].

Na região de alto risco da montanha Taihang, observam-se as taxas de incidência mais elevadas do mundo de carcinoma de células escamosas do esófago (CCEE) e de adenocarcinoma da cárdia gástrica (ACG) [2,3,4]. O ACG nesta região contrasta com o adenocarcinoma juncional esofagogástrico do mundo ocidental, na medida em que a doença do refluxo gastro-esofágico ou o esófago de Barrett raramente são observados e não são precursores [2]. Em vez disso, o GCA e o ESCC têm uma distribuição epidemiológica idêntica [2,3,4]. No estudo Linxian General Cohort, verificou-se que uma história familiar de CEC/GCA era um fator de risco significativo para ambos os cancros [3]. A nível molecular, o nosso grupo de estudo encontrou polimorfismos genéticos associados a um risco elevado para ambos os cancros na província de Hebei [5,6,7,8], tendo outros investigadores da província de Henan registado alterações idênticas no ADN dos dois cancros [9,10]. Além disso, é frequente os dois cancros coincidirem durante a exploração cirúrgica ou o exame patológico pós-cirúrgico de doentes com CEC e/ou ACG [11]. Entre 3856 casos primários simples de CECS (53,06%), 3327 casos primários simples de ACG (45,78%) e 84 casos primários duplos de CECS/ACG (1,16%) que foram submetidos a cirurgia no hospital 4th da Universidade de Medicina de Hebei de 1970 a 1994, a taxa de coincidência de um CECS e um ACG é de 0.69% (50/7267), o que é significativamente mais elevado do que a coincidência de dois CHCE primários (0,43% *(31/7267)x^2 =4,48, df=1, P<0,05)*, ou dois ACG primários (0,04% (3/7267), $\%^2$ *=41,83, df=1, P<0,005)*. Combinadas, estas evidências sugerem que o CECS e a ACG estão etiologicamente relacionados e podem partilhar a predisposição genética na região de alto risco da Montanha Taihang, no norte da China.

Numa análise anterior com uma grande coorte de cirurgias, verificámos que uma idade de início mais jovem (AO), uma taxa mais elevada de CEC duplo primário síncrono e uma sobrevida mais baixa estão associados ao CEC familiar em oposição ao CEC esporádico, indicando uma predisposição hereditária para o cancro [12]. Desta vez, o nosso objetivo é explorar diferenças semelhantes entre os GCAs com e sem história familiar. No entanto, uma vez que o número de doentes que desenvolvem duas ACG primárias é demasiado pequeno para se obterem estatísticas fiáveis, e dada a etilogia partilhada do CECS e da ACG, consideramos a coincidência do CECS como prova de um segundo cancro primário para a ACG. Isto porque, na genética do cancro, um caso que desenvolva simultaneamente um CHC e um ACG pode ser menos familiar do que um caso que desenvolva dois ACG primários, mas é certamente mais familiar do que um único caso de ACG primário.

2. Materiais e métodos

2.1. A região de alto risco da montanha Taihang

A região de elevada incidência de ESCC e GCA no norte da China é uma região geograficamente montanhosa, que se estende do sul da província de Henan em direção ao norte, fazendo fronteira com as províncias de Hebei e Shanxi. O registo de tumores em quatro condados adjacentes de Linxian, Cixian, Shexian e Yangcheng (população total de 2,4 milhões de habitantes) revelou que as taxas de incidência global bruta de CECS e de ACG em 1998-2002 são de 105,35 e 44,60 nos homens e de 75,81 e 17,58 nas mulheres, respetivamente [13]. A província de Hebei tem 40 destes condados e aproximadamente 30 milhões de pessoas a viver na área de alta incidência.

2.2. O Centro de Cancro de Hebei

O Hebei Cancer Center, também o Quarto Hospital Afiliado da Universidade de Medicina de Hebei, é composto por um Hospital de Tumores e um Instituto de Investigação. O centro de cancro está localizado na capital da província de Hebei,

Shijiazhuang. O centro foi criado em 1952 pelo governo provincial para investigação, educação e tratamento do cancro gastrointestinal superior na área de alta incidência. Desde 1952 até 30 de junho de 2009, foram operados no centro cerca de 25 000 casos de CECS e de ACG. Os 3128 casos de GCA analisados foram esses casos.

2.3 Seleção de temas

A fonte de dados é um registo cirúrgico de base hospitalar criado em outubro de 1965. Os indivíduos analisados incluem casos de ACG que foram submetidos a cirurgia no Departamento de Cirurgia Torácica do Quarto Hospital Afiliado da Universidade de Medicina de Hebei de 1 de janeiro de 1973 a 31 de dezembro de 1994 e que eram residentes locais da região de alto risco.

2.4. Definição de FHUGIC, e casos familiares versus esporádicos

O cirurgião responsável pelo doente solicita informações pormenorizadas, incluindo a AO e os antecedentes familiares de cancro, geralmente no primeiro dia de hospitalização. A AO é calculada pela data em que a doença se manifestou através de sintomas como perturbações da deglutição, dores substanciais, etc., menos a data de nascimento. As informações relativas à história familiar de cancro incluem o local do cancro, a relação de parentesco, o local e a data do diagnóstico e o estado vital do familiar que foi recordado como tendo sido afetado pelo cancro pelo doente ou por familiares próximos. Para os antecedentes familiares negativos recordados no momento do internamento, se um familiar de primeiro ou segundo grau do doente for diagnosticado com CECS ou GCA em anos posteriores, a informação é actualizada através de um acompanhamento posterior. A relação de parentesco com o paciente foi categorizada como parentes de primeiro, segundo e terceiro grau. Dado que o CHC e a ACG têm sintomas semelhantes e que uma história familiar positiva não permite geralmente distinguir entre os dois tipos de cancro quando falta o relatório patológico, uma história familiar positiva de cancro gastrointestinal superior para um doente com ACG foi definida como se pelo menos um parente de primeiro ou segundo grau tivesse sido diagnosticado com CHC/AOG antes dele. Dos 3131 casos de ACG diagnosticados em 3128 doentes com ACG primário (3076 doentes com ACG primário simples e 3 com ACG primário duplo, e 49 doentes com um ACG e um CECG), 69,21% (2167/3131) foram diagnosticados em doentes que não se recordavam de FHUGIC e foram considerados cancros esporádicos; 24.47% (766/3131) foram diagnosticados em doentes que se recordavam de um FHUGIC positivo e foram considerados cancros familiares, e 6,32% (198/3131) eram de doentes que não podiam negar nem confirmar um FHUGIC.

2.5. *Definição para UGIC primária síncrona*

Relativamente aos 3131 ACG diagnosticados em 3128 doentes com ACG primário, através da revisão do relatório patológico e das lâminas de exames histológicos em série, identificámos 3 doentes (0,10%) com dois ACG primários síncronos, 49 casos (1,57%) com um ACG e um CECS (os 49 CECS foram considerados apenas como prova de um segundo cancro primário para os 49 ACG que foram incluídos nos 3131 analisados) e os restantes 3076 casos que desenvolveram um único ACG primário. A evidência de um segundo cancro primário não inclui a displasia de alto grau ou os tumores intra-epiteliais porque os critérios de diagnóstico não eram consistentes para a displasia de baixo grau e a displasia de alto grau durante o período de 1973-1994. Relativamente à definição de cancro primário síncrono, aplicámos os seguintes critérios: *i)* ambas as lesões apresentavam características morfológicas malignas definidas e não estavam ligadas através do sistema linfático. *ii)* ambos os tumores estavam rodeados por carcinomas intra-epiteliais ou por tecido displásico. De facto, todos os 104 UGICs desenvolvidos numa dupla malignidade primária/por caso foram descobertos por endoscopia ou exame de raio-X com bário durante a fase ambulatória e foram ressecados com sucesso.

2.6. Análises estatísticas

As diferenças na contribuição das variáveis clinicopatológicas entre os grupos foram examinadas pelo teste do qui-quadrado. As diferenças na AO entre casos familiares e esporádicos foram testadas utilizando o teste t de Student. Um valor de *P* bilateral inferior a 0,05 foi considerado estatisticamente significativo. Todos os cálculos foram efectuados utilizando o software SPSS versão 13.0[14].

O estudo foi aprovado pelo Conselho de Revisão de Ética Institucional do Instituto do Cancro de Hebei na Universidade Médica de Hebei.

3. Resultados

3.1. Características demográficas gerais

Um total de 3131 ACGs foi analisado com 3128 pacientes que foram submetidos a cirurgia de 1973 a 1994. O rácio homem: mulher é de 6,00:1 (2684/447). A AO média

é de 55,52 nos homens e 55,61 nas mulheres. Todos os 3131 tumores foram

considerados ressecáveis, mas a taxa de ressecção final foi de 76,3% (2389/3131). De

um modo geral, não foi detectada qualquer diferença significativa na distribuição

demográfica e clinicopatológica entre os grupos FHUGIC positivo e negativo (Tabela

1), mas o grupo com FHUGIC em falta diferiu do grupo FHUGIC positivo ou negativo

na medida em que o primeiro grupo foi operado significativamente mais cedo do que

os dois últimos grupos. Por exemplo, 49,5% dos primeiros foram operados antes de

1980, significativamente mais do que 21,9% no grupo com FHUGIC positivo ou

19,8% no grupo com FHUGIC negativo *(%=163,64, df=8, P=0,000)*.

Para além disso, 77,3% e 67,2% do grupo em falta no FHUGIC também não tinham

informações sobre o consumo de tabaco e de álcool. Estas percentagens são

significativamente mais elevadas do que as do grupo FHUGIC positivo (33,40% e

25,7%) ou do grupo FHUGIC negativo (29,6%, 24,0%). Isto deve-se ao facto de os

doentes operados em épocas anteriores terem sido menos registados no que se refere a

informações demográficas gerais do que em anos posteriores.

***3.2. Diferenças na idade de início entre adenocarcinomas da cárdia gástrica
associados e não associados a uma história familiar de cancro gastrointestinal
superior***

Conforme demonstrado na Tabela 1, a média de AO dos ACGs associados a um

FHUGIC positivo (N=766) é de 54,68 anos, significativamente mais jovem do que a

média de 55,94 anos associada a tumores FHUGIC negativos (N=2167, *P=0,000*). No geral, a diferença foi de 1,23 anos e as diferenças foram significativas ou quase significativas na maioria dos subgrupos, incluindo homens e mulheres, fumadores, consumidores de álcool, falta de informação sobre o consumo de álcool, tempo de cirurgia de 1980-1984 e 1985-1989, o estádio do tumor de T , N_{2300} Me T , , N_{23410} , Me o grupo R0 completamente ressecado.

3.3. Os adenocarcinomas da cárdia gástrica com uma história familiar positiva de cancro gastrointestinal superior têm maior probabilidade de estar associados a outro cancro gastrointestinal superior primário síncrono

Como se pode ver na Tabela 2, dos 3131 ACG diagnosticados em 3128 casos, 3076 desenvolveram-se como adenocarcinoma primário único em 3076 doentes, 6 desenvolveram-se como duplo ACG primário em 3 casos e os restantes 49 foram encontrados em 49 casos, tendo cada um desenvolvido outro CEC primário. Por conseguinte, a taxa de outro cancro gastrointestinal superior primário síncrono (RASPUGIC) para os 3131 ACG é de 1,76% (55/3131). A taxa diferiu significativamente entre os ACG com diferentes estatutos FHUGIC; a taxa é de 3,1% no grupo FHUGIC positivo, em comparação com 1,3% no grupo FHUGIC negativo e 1,5% no grupo FHUGIC omisso, respetivamente. A diferença global é significativa (x^2 = 11,19, P = 0,004). Na comparação entre pares, a diferença entre o grupo negativo e o positivo é significativa (x^2 = 11,02, P = 0,001), mas a diferença entre o grupo FHUGIC ausente e o grupo FHUGIC positivo não é significativa (x2 = 1,51, P = 0,219, respetivamente); Em comparação com os GCAs de FHUGIC positivo, o risco relativo (OR) associado a outro UGIC primário síncrono é de 0,41 (IC 95% 0,24-0,71) para os

GCAs de FHUGIC negativo.

Quando a análise de subgrupo é realizada com sexo, idade (>55 ou <55), tabaco, álcool, estádio TNM, o resultado foi semelhante ao da análise global (Tabela 2); em qualquer subgrupo, a taxa mais elevada de outro cancro gastrointestinal superior síncrono (RASPUGIC) é observada para os ACG com FHUGIC positivo. A diferença de RASPUGIC por estado FHUGIC é significativa nos subgrupos masculino, feminino, <55 anos, sem tabaco, sem álcool e T , N_{2300} M. Em cada um destes subgrupos, o OR associado a outra UGIC primária síncrona, quer no grupo FHUGIC-negativo, quer no grupo em falta, é significativamente inferior a 1,0 quando o grupo positivo é tomado como referência.

3.4. O efeito da FHUGIC positiva na ocorrência de outra UGIC primária síncrona é maior no grupo etário de início mais jovem do que no grupo mais velho (< 55 vs >55 anos).

Como se pode ver no Quadro 2, no grupo com idade de início mais jovem (AO < 55 anos), o RASPUGIC dos GCAs FHUGIC positivos é globalmente muito mais elevado do que o dos grupos FHUGIC negativos ou ausentes (3,8% vs 1,6% vs 1.1%, respetivamente, $_{/2=6,}$50, $P=0,04$); enquanto que no grupo de idade mais avançada (>55 anos), observa-se uma diferença não significativa no RASPUGIC (2,5% vs 1,1% vs 1,9%, respetivamente, $x2=4,$22, $P=0,12$).

de predisposição genética é maior nas ACG de início precoce do que nas de início tardio.

4. Discussão

Na presente análise, verificámos que os ACG com antecedentes familiares positivos de CEC/GCA desenvolvem o cancro significativamente mais cedo do que os que não têm antecedentes familiares. A precocidade na AO não se deve a um diagnóstico mais precoce do cancro entre os membros da família do doente, porque a distribuição dos estádios é a mesma entre os casos com e sem história familiar. Este facto sugere a existência de um componente genético na ACG ou, em alternativa, uma predisposição genética para o CECS também faz com que a ACG se desenvolva mais cedo.

Além disso, ao considerarmos a coincidência de CCEL como prova de um segundo cancro primário para a ACG, também descobrimos que uma história familiar positiva de CCEL/ACG está significativamente associada a uma taxa mais elevada de CCEL/ACG primário duplo síncrono e ACG/ACG. Este facto também indica que a predisposição genética pode ser comum entre o CHCESE e a ACG.

No Linxian General Cohort Study, uma percentagem ligeiramente mais elevada de casos de CECS tinha relatado uma história familiar positiva de cancro gastrointestinal superior do que os casos de GCA (homens 32% vs 31%; mulheres 36% vs 32%) [3]. Na nossa coorte cirúrgica, a taxa de cancro primário duplo síncrono no CECS é também muito mais elevada do que na GCA (1,65% (28/1674) vs 0,096% (3/3128). O número de doentes com dois CECS independentes é suficientemente grande para que exista uma diferença estatisticamente significativa na taxa de cancro primário duplo entre os casos com e sem história familiar de CEC/GCA [12]; mas na GCA, a coincidência de CECS tem de ser considerada como prova de um segundo cancro primário para se encontrar uma diferença significativa. Estes factos parecem sugerir que o efeito da predisposição genética é maior no CCES do que na ACG. No entanto, uma taxa muito pequena de cancro primário duplo não indica necessariamente que a predisposição genética é negligenciável num cancro: podem ser necessários outros factores para a observação síncrona de dois tumores independentes, e alguns cancros genéticos nunca desenvolvem um tumor primário múltiplo. Infelizmente, uma vez que a história familiar não discrimina entre o cancro da mama e o cancro da pele e que o número de casos que desenvolveram dois cancros primários é muito limitado no presente estudo, não podemos negar uma possível confusão sobre a predisposição genética entre o cancro da mama e o cancro da pele. No entanto, mesmo que o efeito observado com um maior número de segundos cancros primários para os casos com história familiar positiva represente realmente a suscetibilidade genética do cancro escamoso, este risco familiar também predispõe para a ACG, uma vez que a coincidência de CECG/CECG ultrapassa em número o CECG/CECS.

Para além das considerações anteriores, podem colocar-se duas outras questões relativas a um possível enviesamento dos dados. Em primeiro lugar, no Quadro 1, embora a AO média do grupo FHUGIC positivo seja mais jovem do que a do grupo negativo, é mais velha do que a do grupo FHUGIC em falta. Em segundo lugar, no Quadro 2, embora seja compreensível que o grupo FHUGIC positivo apresente uma RASPUGIC mais elevada do que o grupo negativo, é de suspeitar que o grupo FHUGIC em falta apresente sempre a taxa mais baixa, especialmente quando também faltam informações sobre o consumo de tabaco ou de álcool. Relativamente à primeira questão, entre as 198 ACG com FHUGIC em falta (Tabela 3), 49,5% foram operadas antes de 1980; esta percentagem é significativamente mais elevada do que a de 21,9% ou 19,8% no grupo FHUGIC positivo ou negativo. Dado que a idade média dos doentes com ACG aumentou de forma constante entre 1973 e 1994, independentemente do FHUGIC (Tabela 1), uma vez que cada vez mais doentes mais velhos podem ser operados devido ao desenvolvimento tecnológico, uma percentagem mais elevada de casos operados mais cedo entre os casos com FHUGIC em falta pode explicar por que razão a idade média de início deste grupo é geralmente mais jovem do que a do grupo com FHUGIC positivo ou negativo.

No que respeita à segunda questão, uma vez que 49,5%, 64,2% e 58,4% dos indivíduos operados antes de 1980 não dispunham de informações sobre o FHUGIC, o tabaco e o álcool, respetivamente, percentagem significativamente mais elevada do que a dos operados em anos posteriores (Quadro 3), ou, inversamente, a percentagem de indivíduos operados antes de 1980 no subgrupo que não dispunha de informações sobre o FHUGIC, o tabaco ou o álcool é muito mais elevada do que nos grupos que dispunham de informações, e uma vez que os ACG operados em 1973-1974 apresentavam o RASPUGIC mais baixo do que nos outros anos (1.1% vs 2,5% ou 2,0% ou 2,0% ou 1,2%, Tabela 3), isto pode explicar porque é que se observam sempre RASPUGICs baixos nos subgrupos com falta de informação para FHUGIC, tabaco ou álcool.

Embora os estudos epidemiológicos tenham concluído que uma história familiar positiva de CIGG aumenta o risco de ambos os cancros [3,4], o aumento do risco pode ser atribuído à exposição doméstica comum na infância ou à predisposição genética. Ao constatarmos que uma AO mais jovem e cancros primários do trato gastrointestinal superior mais síncronos estão associados à ACG familiar em oposição à ACG esporádica, torna-se claro que o risco elevado associado a uma história familiar positiva se deve a uma predisposiçãc hereditária (o primeiro golpe) e não à exposição na infância a factores de risco domésticos comuns. Isto deve-se ao facto de um fundo de "first-hit" hereditário, que existe teoricamente em todas as células, tornar mais provável o desenvolvimento de tumores independentes num tecido; no entanto, num caso esporádico, a acumulação de duas mutações numa célula para inativar ambos os alelos de um gene supressor de tumores é tão rara que, normalmente, apenas uma única célula é suscetível de estar envolvida e, por conseguinte, a probabilidade de dois tumores primários é muito menor do que seria no cancro familiar[1].

Se considerarmos que as alterações genéticas que fazem com que um gene supressor de tumor perca as suas funções nem sempre são necessariamente mutações: a metilação excessiva do ADN é uma alternativa importante, a teoria dos dois golpes torna-se significativa para a UGIC na China. Isto deve-se ao facto de terem sido encontrados níveis elevados de metilação de ilhas CpG em genes supressores de tumores críticos nas áreas de alto risco [15,16,17], e também porque as alterações na função dos genes devidas à metilação são transmitidas de forma estável através da mitose. A partir daqui, parece que a metilação do ADN pode servir de ligação entre os factores de risco ambientais e a predisposição genética em zonas de alto risco no norte da China.

Embora a diferença de AO entre casos familiares e esporádicos seja de apenas 1,23 anos, é mais do que uma vantagem estatística para amostras de grandes dimensões, uma vez que foi universalmente observada em todas as classificações, sendo significativa em subgrupos específicos de estádios e, mais notavelmente, em ACG com

AO < 55 anos (ou seja, cancro mais familiar), o FHUGIC foi significativamente associado a um RASPUGIC elevado (P=0,04), mas a associação não foi significativa no grupo com AO >55 anos (P=0,12). Esta variação na força de associação por AO é mais um indicativo do efeito da predisposição genética.

Como todos os UGICs primários duplos eram clinicamente evidentes e ressecados cirurgicamente, esses tumores representam apenas carcinomas sincrônicos que eram clinicamente detectáveis. Se fossem incluídos os tumores intra-epiteliais metacrónicos, teriam sido observadas taxas muito mais elevadas.

Em conclusão, encontrámos diferenças significativas na idade de início e na prevalência de UGIC primária dupla síncrona entre ACG familiares e esporádicas.

Os resultados sugerem uma predisposição genética partilhada ou comum entre o CECS e a GCA, embora o efeito seja muito maior no primeiro caso.

Agradecimentos

Os autores agradecem aos colegas dos Departamentos de Cirurgia Torácica, Anestesia e Operação Cirúrgica do Fourth Hospital of Hebei Medical University pela sua grande contribuição para o tratamento cirúrgico do cancro do esófago.

Referências

[1] Nussbaum R L , Roderick R. McInnes, Huntington F. Willard 111(2007) Genética e cancro. In: Nussbaum R L , Roderick R. McInnes, Huntington F. Willard III, eds. Thompson & Thompson Genetics in Medicine. Singapore: Elsevier Pte Ltd, pp. 313-332.

[2] Dawsey SM, Mark SD, Taylor PR. Gastric cancer and H pylori.

Gut.51(2002)457-458

[3]   Tran, GD.Sun XD, Abnet CC, Fan JH, Dawsey SM, Dong ZW, Mark SD, Qiao YL, Taylor PR. Estudo prospetivo dos factores de risco para os cancros esofágico e gástrico na coorte do estudo da população geral de Linxian na China. Int. J. Cancer. 113(2005)456-463

[4] CS Yang. Investigação sobre o cancro do esófago na China: uma revisão. Cancro Research.40(1980)2633-2644

[5] Jianhui Zhang, Yan Li, R Wang, DG Wen, M Sarbia, G Kuang, M Wu, L Wei, M He, L Zhang e S Wang. Associação do poliformismo da ciclina D1 (G870A) com a suscetibilidade ao carcinoma do esófago e da cárdia gástrica numa população do norte da China. Int J Cancer, 105(2003)281-284.

[6]   Jianhui Zhang, Yajing Cui,G Kuang, Y Li, N Wang, R Wang, W Guo, D Wen, L Wei, F Yu e S Wang. Association of the thymidylate synthase polymorphism with esophageal squamous carcinoma and gastric cardia adenocarcinoma. Carcinogenesis 25(2004)2479-2485.

[7] XF Zhang , YM Wang , H Ge , YY Cao , ZF Chen , DG Wen , W Guo , N Wang , Y Li , JH Zhang. Association of CDH1 single nucleotide polymorphisms with susceptibility to esophageal squamous cell carcinomas and gastric cardia carcinomas. Diseases of the Esophagus. 21(2008)21-29.

[8] H Ge, Y Y Cao, L Q Chen, Y M Wang, Z F Chen, D G Wen, X F Zhang, W. Guo, N Wang, Y Li, J H Zhang.PTEN polymorphisms and the risk of esophageal carcinoma and gastric cardiac carcinoma in a high incidence region of China. Disease of the Esophgus 21(2007)409-415

[9]   LD Wang , YR Qin, ZM Fan, D Kwong, XY Guan, GSW Tsao, J Sham, JL Li, X S Feng.Comparative genomic hybridization: comparison between esophageal squamous cell carcinoma and gastric cardia adenocarcinoma from a high-incidence area for both cancers in Henan, northern China. Diseases of the Esophagus 19(2006)459-467

[10] LD Wang , Stephanie T Shi , Qi Zhou , Susan Goldstein , Jun-Yan Hong , Peter Shao ,Song-Liang Qiu , Chung S. Yang . Alterações nos níveis das proteínas p^{53} e ciclina D1 e na proliferação celular em diferentes fases da carcinogénese esofágica e gástrica-cardíaca humana. Internatinal J Cancer 59(2006)514-519

[11] FS Liu. Carcinomas primários duplos do esófago e do estômago: um estudo patológico de nove casos. Ata Acad.Med.Sin. (em chinês)
1(1979)67-70

[12] Wen, DG, Wang SJ, Zhang LW, Wei LZ, Zou WD, Qing P Início precoce, múltiplos tumores malignos primários e um mau prognóstico são indicativos de uma predisposição hereditária para o carcinoma espinocelular do esófago nos casos familiares e não nos esporádicos - uma atualização sobre a sobrevivência de mais de 14 anos. Euro.J. Med.Genetics.52(2009)381-385

[13] Zhang SW, Chen WQ, Li LD, etal. Taxas de incidência e mortalidade de tumores malignos numa amostra de cidades e condados chineses de 1998 a 2002. Cancro Chinês (origem: Boletim do Cancro Chinês) (em chinês) 15(2006)430-448.

[14]   SPSS Incorporation, SPSS 13.0 for the Windows, SPSS Inc, Chicago (IL), 2006.

[15]   Fang MZ, Jin Z, Wang Y, Liao J, Yang GY, Wang LD, Yang CS.

Hipermetilação do promotor e inativação da $O_{(6}$

)-metilguamina-DNA-metiltransferase no carcinoma de células escamosas do esófago

e sua reativação em linhas celulares. Int J Oncol. 26(2005)615-22.

[16] L Zhang, W Lu, X Miao, D Xing, W Tan, D Lin . Inativação do ADN

reparação do gene $O_{(6)}$-metilguamina-DNA-metiltransferase por hipermetilação do

promotor e a sua relação com a mutação P_{53} no carcinoma espinocelular do esófago.

Carcinogenesis 24(2003)1039-1044.

[17] J Wang, Annie J SASCO, C Fu, H Xue, G Guo, Z Hua, Q Zhou, Q Jiang, B Xu.

Aberrant DNA Methylation of P16, MGMT, and hMLHl Genes in Combination with

MTHFR   C677T   Genetic   Polymorphism   in   Esophageal   Squamous   Cell

Carcinoma.Cancer epidemiol, biomarkers & prevention. 17(2008) 118-125.

Tabela 1. Diferenças na idade de início (AO) entre os adenocarcinomas da cárdia gástrica (ACG) agrupados por história familiar de cancro gastrointestinal superior (FHUGIC)

	Positive FHUGIC		Negative FHUGIC		FHUGIC Missing		Differences	P_{t-test}
	No (%)	AO (M ± SD) (1)	No (%)	AO (M ± SD) (2)	No (%)	AO (M ± SD) (3)	(1)-(2)	(1)-(2)
Total	766	54.68±7.35	2167	55.94±7.47	198	54.37±6.89	-1.23	0.000[***]
Sex								
Male	657(85.80)	54.73±7.49	1860(85.80)	55.91±7.50	167(84.30)	54.25±7.08	-1.18	0.001[***]
Female	109(14.20)	54.38±6.45	307(14.20)	56.10±7.31	31(15.70)	55.03±5.80	-1.72	0.03[#]
Tobacco								
Nonsmoker	163(21.30)	56.74±7.22	498(23.00)	57.45±7.74	12(6.10)	56.67±4.40	-0.71	0.302
Smokers	347(45.30)	54.66±7.54	1028(47.40)	56.25±7.25	33(16.70)	53.42±7.10	-1.59	0.0001[***]
Missing	256(33.40)	53.40±6.87	641(29.60)	54.27±7.29	153(77.30)	54.40±6.99	-0.87	0.102
Alcohol								
Nondrinker	280(36.60)	55.92±7.92	826(38.10)	56.92±7.63	21(10.60)	54.24±5.25	-1.0	0.07
Drinkers	289(37.70)	54.56±7.23	821(37.90)	55.56±7.39	44(22.20)	53.52±7.44	-1.0	0.05
Missing	197(25.70)	53.08±6.30	520(24.00)	54.97±7.15	133(67.20)	54.68±6.95	-1.88	0.001[***]
Surgery year								
1973-1974	47(6.10)	51.68±6.30	112(5.20)	53.14±7.90	19(9.60)	57.26±5.88	-1.46	0.261
1975-1979	121(15.80)	53.31±7.06	316(14.60)	53.78±7.08	79(39.90)	53.80±6.73	-0.48	0.53
1980-1984	154(20.10)	53.53±6.62	337(15.60)	55.01±6.71	56(28.30)	53.21±6.91	-1.49	0.02[***]
1985-1989	193(25.20)	54.18±7.84	520(24.00)	56.06±7.16	28(14.10)	56.00±6.26	-1.88	0.002[***]
1990-1994	251(32.80)	56.99±7.13	882(40.70)	57.34±7.68	16(8.10)	55.00±8.29	-0.35	0.50
TNM								
$T_{is,1}N_0M_0$	11(1.40)	59.27±6.63	23(1.10)	59.04±4.88	3(1.50)	52.67±12.74	+0.23	0.92
$T_2N_0M_0$	337(44.00)	54.77±7.06	950(43.80)	56.49±7.30	84(42.40)	54.81±6.60	-1.73	0.000[***]
$T_{2,3,4}N_1M_0$	418(54.60)	54.49±7.56	1194(55.10)	55.43±7.60	111(56.10)	54.09±6.99	-0.95	0.03[#]
Resection								
Exploratory	23(3.00)	52.65±7.19	52(2.40)	54.69±7.22	7(3.50)	52.42±8.38	-2.04	0.264
R_1 or R_2	150(19.60)	53.95±6.77	451(20.80)	54.69±7.62	59(29.80)	53.58±7.10	-0.73	0.294
R_0	593(77.40)	54.94±7.48	1664(76.80)	56.32±7.40	132(66.70)	54.83±6.71	-1.37	0.000[***]

$P_{t-test} = 0.05$, ** $P_{t-test} = 0.01$

66

Tabela 2. Diferentes taxas de outro carcinoma gastrointestinal superior primário síncrono (RASPUGIC) associado a adenocarcinomas da cárdia gástrica (GCA) por história familiar de cancro gastro ntestinal superior (FHUGIC)

Groups by FHUGIC	No (RASPUGIC%)	Total	χ^2	P^*	OR^a	95%CI	
						Low	Upper
Overall	55(1.8)	3131	11.19	0.004**			
Positive FHUGIC	24 (3.1)	766			1.0		
Negative FHUGIC	28 (1.3)	2167	11.02	0.001**	0.412	0.241	0.707
Missing FHUGIC	3 (1.5)	198	1.51	0.219	0.476	0.142	1.60
Sex							
Male	41(1.5)	2684	6.95	0.03*			
Positive FHUGIC	17(2.6)	657			1.0		
Negative FHUGIC	21(1.1)	1860	6.95	0.008**	0.436	0.232	0.822
Missing FHUGIC	3(1.8)	167	0.35	0.55	0.69	0.20	2.38
Female	14(3.1)	447	5.63	0.05*			
Positive FHUGIC	7(5.4)	109			1.0		
Negative FHUGIC	7(2.3)	307	4.24	0.04*	0.36	0.13	0.99
Missing FHUGIC	0(0)	31	2.10	0.15	0.94	0.89	0.98
Age							
<55 Yr	28(2.2)	1276	6.50	0.04*			
Positive FHUGIC	14(3.8)	365			1.0		
Negative FHUGIC	13(1.6)	821	5.76	0.02	0.41	0.20	0.87
Missing FHUGIC	1(1.1)	90	1.68	0.195	0.28	0.04	2.17
≥55 Yr	27(1.5)	1855	4.22	0.12			
Positive FHUGIC	10(2.5)	401			1.0		
Negative FHUGIC	15(1.1)	1346	4.17	0.05	0.45	0.20	0.99
Missing FHUGIC	2(1.9)	108	0.15	0.70	0.74	0.16	3.42
Tobacco							
smoker	20(1.4)	1408	0.74	0.69			
Positive FHUGIC	6(1.7)	347			1.0		
Negative FHUGIC	14(1.4)	1028	0.24	0.62	0.79	0.31	2.03
Missing FHUGIC	0(0.0)	33	0.58	0.45	0.98	0.97	1.0
nonsmoker	11(1.6)	673	2.85	0.24			
Positive FHUGIC	5(3.1)	163			1.0		
Negative FHUGIC	6(1.2)	498	2.60	0.11	0.39	0.12	1.27
Missing FHUGIC	0(0.0)	12	0.38	0.54	0.97	0.94	1.0
tobacco information missing	24(2.3)	1050	12.10	0.002**			
Positive FHUGIC	13(5.1)	256			1.0		
Negative FHUGIC	8(1.2)	641	11.74	0.001**	0.25	0.10	0.59
Missing FHUGIC	3(2.0)	153	2.48	0.12	0.97	0.93	1.00
Alcohol							
drinker	17(1.5)	1110	4.04	0.13			

Positive FHUGIC	8(2.8)	289			1.0		
Negative FHUGIC	9(1.1)	821	3.96	0.04*	0.40	0.15	1.00
Missing FHUGIC	1(2.3)	44	0.04	0.85	0.82	0.10	6.69
nondrinker	26(2.3)	1127	1.75	0.42			
Positive FHUGIC	9(3.2)	280			1.0		
Negative FHUGIC	17(2.1)	826	1.22	0.27	0.64	0.29	1.42
Missing FHUGIC	0(0)	21	0.70	0.40	0.97	0.95	0.99
drinking information missing	11(1.3)	850	11.29	0.004**			
Positive FHUGIC	7(3.6)	197			1.0		
Negative FHUGIC	2(0.4)	520	11.57	0.001**	0.108	0.02	0.52
Missing FHUGIC	2(1.5)	133	1.26	0.26	0.41	0.09	2.03
TNM							
$T_{is,1}N_0M_0$	0(0)	37	-	-			
Positive FHUGIC	0(0)	11			1.0		
Negative FHUGIC	0(0)	23					
Missing FHUGIC	0(0)	3					
$T_{2,3}N_0M_0$	14(1.0)	1371	12.48	0.002**			
Positive FHUGIC	9(2.7)	337			1.0		
Negative FHUGIC	4(0.4)	950	12.59	0.000**	0.16	0.05	0.51
Missing FHUGIC	1(1.2)	84	0.64	0.43	0.99	0.96	1.01
$T_{2,3,4}N_1M_0$	41(2.4)	1723	3.49	0.18			
Positive FHUGIC	15(3.6)	418			1.0		
Negative FHUGIC	24(2.0)	1194	3.27	0.07	0.56	0.30	1.06
Missing FHUGIC	2(1.8)	111	0.90	0.34	0.98	0.95	1.01

*: comparison by FHUGIC status

#: compared with EGJAs associated with a positive FHUGIC

Tabela 3. Diferenças na distribuição dos anos de cirurgia entre os adenocarcinomas da cárdia gástrica (ACG) agrupados por história familiar de cancro gastrointestinal superior (FHUGIC)

	Year undergone surgery					Total
	1973-1974	1975-1979	1980-1984	1985-1989	1990-1994	
N (%)	178(5.7)	516(16.5)	547(17.5)	741(23.7)	1149(36.7)	3131
No.(RASPUGIC%)	2(1.1)	13(2.5)	11(2.0)	15(2.0)	14(1.2)	55(1.8)
FHUGIC						
Positive	47(6.10)	121(15.80)	154(20.10)	193(25.2)	251(32.8)	766
Negative	112(5.2)	316(14.6)	337(15.6)	520(24.0)	882(40.7)	2167
Missing	19(9.6)	79(39.9)	56(28.3)	28(14.1)	16(8.1)	198
Tobacco						
Smoker	6(0.4)	10(0.7)	191(13.5)	473(33.5)	728(51.7)	1402
Nonsmoker	4(0.6)	0(0.0)	70(10.4)	228(33.9)	371(55.1)	673
Missing	168(16.0)	506(48.2)	286(27.2)	40(3.8)	50(4.8)	1050
Alcohol						
Drinker	19(1.6)	89(7.7)	222(19.2)	354(30.7)	470(40.7)	1154
Nondrinker	19(1.7)	71(6.3)	143(12.7)	310(27.5)	584(51.8)	1127
Missing	140(16.5)	356(41.9)	182(21.4)	77(9.1)	95(11.2)	850

QUARTA PARTE

Apesar da partilha de loci de suscetibilidade, o carcinoma espinocelular do esófago abrange mais cancros familiares do que o adenocarcinoma da cárdia gástrica na região de alto risco das montanhas Taihang, no centro-norte da China

Resumo

Antecedentes O carcinoma espinocelular do esófago e o adenocarcinoma da cárdia gástrica partilham loci de suscetibilidade na região de alto risco das montanhas Taihang, no norte da China, mas a existência de cancros primários múltiplos significativamente diferentes e a relação entre os sexos masculino e feminino sugerem que a proporção de cancro familiar não é igual. **Métodos** A história familiar, a idade de início, o cancro primário múltiplo e o rácio entre os sexos associado ao carcinoma espinocelular do terço superior, médio e inferior do esófago e ao adenocarcinoma da cárdia gástrica foram comparados (especificamente para cada local) numa grande coorte cirúrgica (A' 7267) ressecada entre 1970 e 1994 no Hospital 4th da Universidade de Medicina de Hebei, enquanto este era o único centro torácico disponível na província de Hebei.

Resultados Quarenta e dois por cento dos casos de cancro primário múltiplo do sexo masculino e cinquenta e nove por cento dos casos de cancro primário múltiplo do sexo feminino tinham uma história familiar positiva, tendo a frequência diminuído na ordem específica do local acima referida para 38,5% , 26,3% , 26,5% , 11,2% no sexo masculino *(P <0,000)* e 25,0% , 22,3% , 23,9% , 9,8% no sexo feminino *(P <0.000)*; a idade mediana de início aumentou de 49 a 52 para 55 a 56 anos no sexo masculino e de 50 a 53 para 55 a 56 anos no sexo feminino (ambos *P<0,000*); o rácio entre os sexos masculino e feminino aumentou de 2,2:1 para 2,1:1 para 2,2:1 para 6,2:1 (P<0,000); os cancros primários múltiplos diminuíram de 21,2% para 2,3% para 2,2% para 1,5% no sexo masculino e de 14,3% para 2,4% para 3,4% para 3,1% no sexo feminino. A preponderância dos casos do sexo masculino, do tabagismo, do consumo de álcool ou da idade avançada aumentou ainda mais do cancro do esófago para o cancro da cárdia gástrica, enquanto a diferença em termos de cancros primários múltiplos entre os casos preponderantes e os casos não preponderantes também se tornou mais notória.

Conclusão A familiaridade diminui do carcinoma de células escamosas do esófago do terço superior, médio e inferior para o adenocarcinoma da cárdia gástrica. Isto pode explicar a diferença significativa entre o carcinoma espinocelular do esófago e o adenocarcinoma da cárdia gástrica no que se refere a cancro primário múltiplo, proporção entre os sexos e distribuição da idade de início. Os nossos resultados são originais, mas precisam de ser examinados em estudos populacionais.

PALAVRAS-CHAVE: carcinoma espinocelular do esófago; adenocarcinoma da cárdia gástrica; cancro primário múltiplo; idade de início; história familiar; relação sexual

INTRODUÇÃO

Na região de alto risco das montanhas Taihang, no centro-norte da China, tanto o carcinoma espinocelular do esófago (CEC) como o adenocarcinoma da cárdia gástrica (ACG) são prevalecentes, mas sabe-se menos sobre as semelhanças e diferenças na etiologia[1, 2]. Anteriormente, encontrámos diferenças significativas na idade de início e no cancro primário múltiplo entre casos com e sem história familiar, na análise de casos de CECS ou de ACG, confirmando uma predisposição hereditária subjacente à agregação familiar (em vez do efeito da exposição doméstica comum)[3, 4]. Recentemente, foram descritos dois loci de suscetibilidade partilhados com significado a nível do genoma, um no PLCE1 em 10q23 e outro no C20orf54 em 20p13, para os dois cancros[5, 6]. No entanto, na experiência clínica, o CECS é conhecido pela ocorrência de múltiplos cancros primários, mas o GCA demonstra uma preponderância acentuada do sexo masculino. Este estudo pretende investigar se tais diferenças estão relacionadas com a proporção específica do cancro familiar.

MATERIAIS E MÉTODOS

Seleção de temas

A região de alto risco e o centro de cancro no terreno foram os descritos anteriormente[3]. Na presente análise, apenas os doentes da província de Hebei com carcinoma do esófago e/ou da cárdia gástrica foram submetidos a cirurgia com intenção curativa no

Departamento de Cirurgia Torácica do 4th Hospital da Universidade de Medicina de Hebei entre 1970 e 1994 foram incluídos. Foram incluídos os doentes com carcinoma primário múltiplo do trato gastrointestinal superior (N=84), mas foram excluídos os doentes com um segundo carcinoma primário de outros sistemas (N=42). Uma vez que o centro oncológico tinha sido o único hospital da província de Hebei capaz de realizar cirurgia torácica antes de 1995, quase todos os casos cirurgicamente tratáveis da província de Hebei foram aí recebidos.

Definição da idade de início, história familiar e múltiplos ESCC primários e/ou GCA

Resumidamente, a idade de início refere-se à idade em que se desenvolvem sintomas como perturbações da deglutição, dor substancial, perda de peso, etc. Uma história familiar positiva foi definida como c facto de pelo menos um parente de primeiro grau e/ou dois parentes de segundo grau terem sido diagnosticados com CEC e/ou GCA. Os cancros primários múltiplos referem-se a casos síncronos de CECS e/ou ACP primários múltiplos verificados por exame histológico da amostra ressecada.

Relativamente à definição de múltiplos CECS e/ou ACP primários síncronos, aplicámos os seguintes critérios: i) cada lesão exibia características morfológicas malignas definidas e as múltiplas lesões não estavam ligadas através do sistema linfático. ii) cada tumor primário estava rodeado por carcinomas intra-epiteliais ou por tecido displásico. De facto, todos os 164 carcinomas da cárdia esofágica ou gástrica desenvolvidos pelos 84 doentes com múltiplas lesões primárias eram

descoberto em fase pré-clínica e ressecado com sucesso .

Classificação do doente/tumor

A classificação dos 7267 casos de CCEL e/ou de ACG baseou-se na multiplicidade, no local do tumor e na histologia; os primeiros casos de cancro primário múltiplo foram listados na primeira linha, seguidos dos carcinomas de células escamosas do esófago superior, médio e inferior, do adenocarcinoma do esófago superior, médio e inferior, de carcinomas esofágicos diversos, de ACG e, por último, de carcinomas diversos da cárdia gástrica (Quadro 1).

Variável analisada

Na Tabela 2, foram comparados os antecedentes familiares, a idade mediana de início e o rácio entre os sexos masculino e feminino associados aos cancros específicos do local. Os antecedentes familiares incluíam apenas os antecedentes familiares de CHC ou de ACG e os antecedentes familiares de CHC ou de ACG. Esta última foi acrescentada devido ao facto de, por vezes, ser difícil discriminar o cancro da mama e o cancro gástrico ao recordar. Na Figura 1, a distribuição contrastante do sexo e da idade de início entre o CHCE e a ACG foi apresentada para mostrar diferentes proporções de casos do sexo masculino ou de início precoce.

A prevalência de múltiplos cancros primários do esófago e/ou da cárdia gástrica também representa a proporção de cancro familiar, mas na Tabela 2 seria de 100% para os casos de cancro primário múltiplo ou de 0% para os casos de cancro solitário. Por este motivo, os 164 tumores do esófago ou da cárdia gástrica desenvolvidos pelos 84 casos de cancro primário múltiplo foram tratados como tumores individuais e, juntamente com os 7183 tumores solitários, reclassificados no quadro 3 para comparação da prevalência de casos de CHCES primário múltiplo e/ou de ACG.

Análises estatísticas

A idade de início foi comparada pelo teste U de Mann-Whitney e a história familiar foi comparada pelo teste do qui-quadrado. Um valor de P bilateral < 0,05 foi considerado estatisticamente significativo. Todos os cálculos foram efectuados utilizando o software SPSS versão 13.0[7] .

O estudo foi aprovado pelo Conselho de Revisão de Ética Institucional do Instituto do

Cancro de Hebei na Universidade Médica de Hebei.

RESULTADOS

Distribuição do local e da histologia do tumor

Como se pode ver na Tabela 1, 53,06% (3856/7267) dos doentes com carcinoma do esófago e/ou da cárdia gástrica desenvolveram um carcinoma primário do esófago, 45,78% (3327/7267) desenvolveram um adenocarcinoma primário da cárdia gástrica e 1,16% (84/7267) desenvolveram mais do que um carcinoma primário do trato gastrointestinal superior, dos quais pelo menos um era um CECG ou ACP primário.

Dos 3856 carcinomas esofágicos primários únicos, 96,24% (3711/3856) eram carcinomas de células escamosas e 3,14% (121/3856) eram adenocarcinomas. Relativamente à distribuição por sub-sítios, 1%, 71,7% e 27,3% dos carcinomas escamosos localizavam-se no terço superior, médio e inferior do esófago. Esta situação é inversa à dos adenocarcinomas esofágicos, dos quais 37,2% se localizam no terço médio e 62,8% no terço inferior (o terço superior não apresentava adenocarcinomas). Para além do carcinoma de células escamosas e do adenocarcinoma, há 20 casos de carcinomas indiferenciados (8020/3) e 4 de sarcomas (8800/3) do esófago.

Dos 3327 casos de cancro primário único da cárdia gástrica, 99,49% (3310/3327) eram adenocarcinomas e 0,51% (17/3327) eram carcinomas diversos. Dos adenocarcinomas, 96,34% (3189/3310) eram papilares ou tubulares, 2,93% (97/3310) eram mucinosos e 0,73% (24/3310) eram carcinomas de células em anel de sinete.

Dos 84 casos múltiplos de CEC e/ou ACG primários, três doentes desenvolveram carcinomas gastrointestinais superiores primários triplos e 81 doentes desenvolveram carcinomas gastrointestinais superiores primários duplos. Os três casos primários triplos desenvolveram, cada um, 2 CECs primários e 1 AGC primário; Quanto aos 81 casos com carcinomas primários duplos do trato gastrointestinal superior, quarenta e um desenvolveram simultaneamente um CEC e um ACG, um desenvolveu um CEC do terço médio e um adenocarcinoma do terço inferior do esófago, outro doente desenvolveu um adenocarcinoma do terço inferior do esófago e um ACG, vinte e quatro casos desenvolveram 2 ESCC primários, três casos desenvolveram 2 GCA primários, seis casos desenvolveram um carcinoma gástrico primário distante e um ESCC primário e o último doente desenvolveu um adenocarcinoma gástrico distante e um GCA. No conjunto, os 84 casos primários múltiplos desenvolveram 164 carcinomas esofágicos ou da cárdia gástrica e 7 carcinomas gástricos distantes. Ao calcular a frequência de múltiplos carcinomas primários do esófago e/ou do cárcere gástrico, os 7 tumores gástricos distantes foram excluídos da análise e os carcinomas gástricos ou do esófago concomitantes também não foram considerados como múltiplos carcinomas primários do esófago e/ou do cárcere gástrico.

Nas análises seguintes, 7267 casos de carcinoma do esófago e/ou da cárdia gástrica com um total de 7347 carcinomas do esófago ou da cárdia gástrica constituíram o conjunto final de dados.

Diminuição dos antecedentes familiares

Como se pode ver na Tabela 2, uma história familiar positiva foi mais frequentemente associada aos casos múltiplos de CCES primário e/ou de ACG; em seguida, para os

CCES dos terços superior, médio e inferior, a percentagem foi de 38,5% , 26,3% , 26,5% nos homens e 25,0% , 22.3% , 23,9% no sexo feminino; para os adenocarcinomas do terço médio e inferior do esófago, a percentagem foi de 26,5% e 19,0% no sexo masculino e 27,3% e 15,4% no sexo feminino; por último, para os casos de ACG, a percentagem mais baixa foi de 11,2% no sexo masculino e 9,8% no sexo feminino. Do terço superior, médio e inferior do CEC para o GCA, a história familiar diminuiu significativamente em ambos os sexos *(P* <0,000) (Tabela 2).

Aumento da idade de início

Na Tabela 2, a idade de início para o CECS dos terços superior, médio e inferior foi de 49,52,55 anos nos homens e 50,53,55 anos nas mulheres; para os adenocarcinomas do terço médio e inferior do esófago, a idade de início foi de 51 e 57 anos nos homens e 47 e 57 anos nas mulheres; para a ACG, a idade de início foi de 56 anos tanto nos homens como nas mulheres.

Na Figura 1, a distribuição da idade de início foi significativamente diferente: havia mais casos do sexo masculino e de idade avançada no GCA do que no ESCC, ou inversamente, a proporção de casos de início precoce foi significativamente maior no ESCC do que no GCA, independentemente do sexo (homens: 6,9% vs. 2,9%, *P* < 0,001; mulheres: 5,5% vs. 1,9%, *P* < 0,001).

Aumento do rácio entre homens e mulheres

No esófago, o adenocarcinoma mostrou uma preponderância acentuada do sexo masculino do que o carcinoma de células escamosas (4,0:1 Vs 2,2:1, $\%^2$ =10,6, *P*

<0,001). Do adenocarcinoma esofágico para o ACG, a preponderância masculina aumentou ainda mais de 4,0:1 para 6,2:1 (Tabela 2).

Mais casos de CCEA primários múltiplos do que de ACP primários múltiplos

Dos 3738 casos de CHCE, vinte e quatro desenvolveram 2 CHCE primários, três desenvolveram 2 CHCE primários e 1 ACG primário. Em contraste, dos 3313 casos de ACG, apenas três desenvolveram 2 ACGs primários. A diferença foi estatisticamente significativa (0,72% (27/3738) vs 0,09% (3/3313), $P < 0,001$).

Diminuição de múltiplos CCES primários e/ou ACP

Na Tabela 3, o CHCE primário múltiplo e/ou a ACG foram mais frequentemente observados no CHCE do terço superior, e a prevalência diminuiu significativamente para 1,1% no CHCE do terço médio, 0,8% no CHCE do terço inferior e, finalmente, 0,20% na ACG *(P <0,002)* nos homens; nas mulheres, a prevalência correspondente foi de 14,3%, 1,3%, 2,1% e 0%, respetivamente *(P <0,001)*.

À medida que a preponderância de casos do sexo masculino, de fumadores, de consumidores de álcool ou de idade avançada aumentava, passando do CECS para o GCA, a diferença em termos de cancros primários múltiplos entre os casos preponderantes e os casos não preponderantes também se tornava mais notória.

No Quadro 4, a preponderância de casos do sexo masculino, fumadores, consumidores de álcool ou com idade superior a 50 anos aumentou ainda mais do CECS para o GCA. Entretanto, a diferença em termos de cancros primários múltiplos entre os casos preponderantes e os não preponderantes tornou-se mais notória: no CHCE, a frequência é quase a mesma, mas no GCA os casos do sexo feminino, não fumadores, não consumidores de álcool ou com idade de início jovem desenvolveram significativamente mais cancros primários múltiplos do que os casos alternativos.

DISCUSSÃO

O cancro pode desenvolver-se através de uma predisposição hereditária e/ou de mutações somáticas. Se existir uma predisposição hereditária, serão necessários menos eventos somáticos posteriores.

Por conseguinte, uma idade de início precoce está normalmente associada à forma de cancro familiar, por oposição à forma de cancro esporádico (conforme indicado pela existência ou não de uma história familiar de cancro). Uma vez que, teoricamente, existe uma predisposição hereditária em todas as células, o doente com um tal historial de alterações tem mais probabilidades de desenvolver tumores em vários locais. Por conseguinte, os cancros primários múltiplos também indicam uma predisposição genética. Em conjunto, a história familiar, a idade de início e a prevalência de cancros primários múltiplos sugerem a proporção de cancro familiar ou, em certa medida, a suscetibilidade genética de um cancro[8] .

Ao analisar uma grande coorte cirúrgica de ESCC e GCA, que são frequentemente considerados e geridos como uma única entidade cancerígena na China, verificou-se que a história familiar e o cancro primário múltiplo estão a diminuir, mas a idade de início e a proporção entre os sexos estão a aumentar entre os terços superior, médio e inferior do ESCC e do GCA. Estas observações sugerem que a proporção de cancro familiar está a diminuir especificamente na região de alto risco da China. Este resultado não tinha sido registado anteriormente.

Em 2009, descobrimos que uma história familiar positiva de cancro está associada a um maior número de cancros primários múltiplos e, por conseguinte, a uma menor sobrevivência em doentes com CECS[4]. Desta vez, verificámos que o CECS do terço superior é o subsítio mais familiar. Para corroborar os nossos resultados, podem ser citadas observações clínicas relevantes relatadas em várias partes do mundo. O CCEL do terço superior tem o pior prognóstico de todos os CCEL e a radioterapia é a primeira escolha[9]. Uma opinião comum relativamente ao cancro do esófago é que quanto mais elevada for a posição do tumor, pior é o prognóstico[10]. Papp et al compararam a resposta do carcinoma de células escamosas do esófago à quimiorradioterapia pré-operatória em 40 casos de CEC do terço superior e 62 casos de CEC do terço médio. Após um tratamento de 4 semanas, foi efectuado um reestadiamento do período livre e os doentes considerados ressecáveis foram submetidos a cirurgia. O exame histológico dos espécimes ressecados documentou uma remissão completa em 35% (14/40) do terço superior, mas apenas em 3 casos do grupo de CEC do terço médio. A diferença foi significativa *(P <0,05)*. Parece que o cancro do esófago do terço superior tem uma sensibilidade superior à quimiorradioterapia, devido a uma biologia tumoral única[11].

Colocando o CECS e o ACG na perspetiva do cancro das vias aerodigestivas superiores, os nossos resultados são também apoiados por descobertas moleculares. Em 2010, dois estudos de associação do genoma (GWAS) indicaram, de forma independente, que um polimorfismo de nucleótido único no PLCE-1 estava associado ao risco de CECS e de GCA na população chinesa[3,4]. Uma vez que estes dois cancros partilham factores de risco com o cancro da cabeça e do pescoço[12,13], um terceiro estudo investigou a associação entre o PLCE1 e o cancro da cabeça e do pescoço. De facto, verificou-se que os efeitos combinados dos alelos de risco do PLCE-1 estavam associados ao cancro da cabeça e do pescoço de uma forma de efeito de dose-lócus (P_{trend} = 0,046), em particular com os carcinomas que surgem em locais não orofaríngeos, incluindo a cavidade oral, a hipofaringe ou a laringe, mas não com o cancro que surge na orofaringe[14]. Estes estudos sugerem que os cancros das vias aerodigestivas superiores têm uma predisposição genética comum que pode variar consoante o local do cancro primário.

Outro estudo epidemiológico de base populacional realizado em Taiwan comunicou em 2009 que o risco de desenvolver um segundo cancro do esófago em doentes após um primeiro carcinoma primário da boca ou da faringe varia consoante o local primário do tumor índice. De 33787 pacientes com carcinoma oral e faríngeo diagnosticados entre 1979 e 2003, os rácios de incidência padronizados *(SIR)* para o segundo cancro primário do esófago aumentaram à medida que o tumor primário índice cresce na proximidade do esófago, na sequência da cavidade oral (*SIR* = 5.57, 95% *CI* 4.53-6.78) < orofaringe (*SIR* = 14.29, 95% *CI* 9.64-20.39) < hipofaringe (*SIR* = 22.76, 95% *CI* 17.77-28.70). Em particular, o *SIR* foi extraordinariamente elevado para os doentes com o primeiro cancro primário diagnosticado com menos de 50 anos de idade, sugerindo mais uma vez uma predisposição genética específica[15].

Para além da história familiar, de início precoce ou das lesões primárias múltiplas, os cancros com uma forte tendência genética afectam por vezes mulheres jovens e estão associados a uma pequena relação entre os sexos masculino e feminino, como é o caso do adenocarcinoma gástrico de tipo difuso (em comparação com o tipo intestinal segundo a classificação de Lauren)[16] . Como se pode ver na tabela 2, o rácio entre os sexos masculino e feminino é o mais baixo, de 2,1:1, com os 84 casos múltiplos de CECP primário e/ou GCA. Recentemente, um relatório de Dawsey descreveu os dados demográficos de 60 doentes com CECS diagnosticados com 30 anos ou menos num hospital do Quénia Ocidental. O rácio entre os sexos masculino e feminino é tão baixo como 1,4:1 (35:25). Embora o tabagismo e o consumo de álcool sejam mais raros nos casos femininos do que nos masculinos (0% vs. 26% e 4% vs. 23%, respetivamente), a história familiar de cancro do esófago é mais elevada nos casos femininos do que nos masculinos (57% vs. 32%)[17] .

Em contrapartida, se o risco de cancro for dominado por factores ambientais, entre os menos expostos, como as mulheres, as pessoas que não fumam ou não bebem, apenas os portadores de genótipos susceptíveis poderão desenvolver o cancro[18] , pelo que o número de casos é limitado, mas pode estar associado a um maior número de cancros primários múltiplos. Isto pode explicar a razão pela qual uma maior preponderância de casos do sexo masculino, fumadores, consumidores de álcool ou de início na velhice, de CECS para ACG, coincidiu com uma diferença significativa de cancros primários múltiplos entre os casos de ACG preponderantes e os não preponderantes. (Quadro 4). Apresentamos os seguintes argumentos contra potenciais factores de confusão ou enviesamento. Em primeiro lugar, embora o tabaco e o abuso de álcool sejam factores de risco estabelecidos para múltiplos cancros do trato aerodigestivo superior[12-14,19] , o nosso resultado não foi confundido porque foram desenvolvidos relativamente mais cancros primários múltiplos pelos casos não fumadores, não consumidores de álcool ou do sexo feminino (Quadro 4). Além disso, o facto de se fumar ou beber não está relacionado com o local do cancro.

Em segundo lugar, uma vez que o sintoma de disfagia se manifesta mais cedo no CHCE do que na GCA por razões anatómicas, o início mais precoce do CHCE do que da GCA pode dever-se a uma descoberta precoce e não a um desenvolvimento precoce. No entanto, em cada estádio TNM, a idade de início da doença manteve-se mais jovem no CHC da ES do que na ACG, e a diferença foi maior nos grupos de estádio inicial do que nos de estádio tardio. Isto indica que a diferença também se deveu ao desenvolvimento precoce. (Quadro 5).

Em terceiro lugar, uma vez que, anatomicamente, a cárdia gástrica tem apenas 2 a 3 centímetros de largura na parte mais proximal do estômago, mesmo os cancros primários múltiplos podem misturar-se na fase clínica. Este facto pode explicar a razão pela qual os cancros primários múltiplos da cárdia gástrica são tão raros como o CCES. No entanto, nem sempre é esse o caso: Na Tabela 4, os casos de ACG do sexo feminino ou de início precoce foram associados a mais cancros primários múltiplos do que os casos semelhantes de CECS (sexo feminino: 3,0% vs 2,8%; < 50 anos: 2,7% vs 2,1%). Em quarto lugar, como se trata de uma análise de uma única instituição, o nosso resultado pode sofrer de viés de seleção. No entanto, o Quarto Hospital da Universidade de Medicina de Hebei tinha sido o único centro de cirurgia torácica na província de Hebei antes de 1995 e, tanto quanto sabemos, a maioria dos casos ressecáveis da cidadania da província de Hebei foi aí recebida. Por conseguinte, a presente amostra é, em certa medida, representativa da população de doentes. Por exemplo, o CECS e o GCA constituem 53,95% e 46,05% nesta série, semelhante ao estudo da população geral de Linxian, em que a percentagem foi de 57,4% e 31,9%, respetivamente. Além disso, a idade de início, o rácio entre os sexos e a percentagem de antecedentes familiares para o CECS e a ACG no presente estudo também são semelhantes aos da coorte de Linxian ou de outro estudo na China[20].

Em conclusão, a diminuição da história familiar e do cancro primário múltiplo e o aumento da idade de início e do rácio entre os sexos sugerem um cancro familiar específico. A compreensão deste facto pode ajudar a individualizar o tratamento do cancro (com que frequência e qual o segundo cancro primário a tratar ou a prevenir). A nível molecular, vale a pena investigar o mecanismo subjacente. Mas estes resultados têm de ser verificados em estudos de base populacional.

REFERÊNCIAS

1.   Tran GD, Sun XD, Abnet CC, Fan JH, Dawsey SM, Dong ZW, et al. Estudo prospetivo dos factores de risco para os cancros esofágico e gástrico na coorte de ensaios da população geral de Linxian na China. Int.J. Cancer 2005; 113:456-463.

2.   Wen DG, Zhang N, Shan BN, Wang SJ. A infeção por Helicobacter pylori pode estar implicada na topografia e na variação geográfica dos cancros gastrointestinais superiores na Região de Alto Risco da Montanha Taihang no Norte da China. Helicobacter 2010;15:416-421

3.   Wen DG, Shan BN,Wang SJ, Zhang LW, Wei LZ, Zou WD, et al. Uma história familiar positiva de cancro da cárdia esofágica/gástrica com adenocarcinoma da cárdia gástrica está associada a uma idade de início mais jovem e, mais provavelmente, a

outro cancro da cárdia esofágica/gástrica síncrono numa área de alto risco chinesa. Euro.J.Med.Genetics 2010;53: 250-255

4. Wen DG, Wang SJ, Zhang LW, Wei LZ, Zou WD, Qing P, et al. O início precoce, os múltiplos tumores malignos primários e o mau prognóstico são indicativos de uma predisposição hereditária para o carcinoma espinocelular do esófago nos casos familiares e não nos esporádicos - uma atualização da sobrevivência de mais de 14 anos. Euro.J. Med.Genetics 2009;52:381-385

5. Abnet CC,Freedman N,Hu N,Wang Z,Yu K,Shu X, et al. A shared locus de suscetibilidade no PLCE1 em 10 q23 para adenocarcinoma gástrico e carcinoma de células escamosas do esófago. Nature Genetics 2010; 42:764 - 767

6. Wang LD,Zhou F.Y,Li XM,Sun L.D,Song X,Jin Y, et al. Estudo de associação de todo o genoma do carcinoma de células escamosas do esófago em indivíduos chineses identifica loci de suscetibilidade em PLCE1 e C20orf54. Nature Genetics 2010;42:759 - 763

7. SPSS Incorporation. SPSS 13.0 for the Windows. Chicago (IL): SPSS Inc;2006

8. Nussbaum RL, Roderick RM, Huntington F. W. Genetics and Cancer (Genética e Cancro). In:

Nussbaum RL, Roderick RM, Huntington FW, eds. Thompson & Thompson Genetics in Medicine. Singapura: Elsevier Pte Ltd; 2007: 313-332.

9. Piessen G, Mariette C, Triboulet JP. Carcinoma do esófago do colo do útero e do terço superior do tórax: uma única entidade patológica? Ann Chir 2005;130(2):86-91

10. Sorrentino P. Significado prognóstico do estádio do tumor e do envolvimento dos

gânglios linfáticos no cancro do esófago torácico. In: Siewert JR, Olscher AHH, eds. Diseases of the esophagus. Berlim Heidelberg; Springer-Verlag: 1988:709-713

11. Papp A, Cseke L, Farkas R, Pavlovics G, Horvath G , Varga G, et al. Chemo-radiotherapy in locally advanced squamous cell oesophageal cancer-are upper third tumours more responsive? Pathol. Oncol. Res. 2010; 16:193-200.

12. Morita M , Saeki H, Mori M, Kuwano H, Sugimachi K. Factores de risco para o cancro do esófago e a ocorrência múltipla de carcinoma no trato aerodigestivo superior.Surgery2002;131(1):s1-6

13. Mehanna H, Paleri V, West CM, Nutting C: Cancro da cabeça e do pescoço - Parte 1: Epidemiologia, apresentação e prevenção. BMJ 2010, 341:c4684

14. Ma HX, Wang LE, Liu ZS, Sturgis EM e Wei QY. Associação entre novas variantes PLCE1 identificadas em estudos de associação do genoma do cancro do esófago publicados e o risco de carcinoma de células escamosas da cabeça e do pescoço. BMC Cancer 2011 11:258.

15. Lee KD, Lu CH, Chen PT, Chan CH, Lin JT, Huang CE, et al. The incidência e risco de desenvolvimento de um segundo cancro primário do esófago em doentes com carcinoma oral e da faringe: um estudo de base populacional em Taiwan durante um período de 25 anos. BMC Cancer 2009, 9, 373

16. Lauren P. Os dois principais tipos histológicos de carcinoma gástrico: o carcinoma difuso e o chamado carcinoma de tipo intestinal. Uma tentativa de classificação histoclínica. Ata Pathol Microbiol Scand 1965;64:31-49

17. Dawsey SP, Tonui S, Parker RK, Fitzwater JW, Dawsey SM, White RE, et al. Cancro do Esófago em Jovens: A Case Series of 109 Cases and Review of the

Literature. PLoS ONE 2010;*5*:e14080

18. Fain PR, Lynch HT, Albano WA, Ruma TA. Diferenças entre os sexos no cancro

do pulmão

incidência: Um modelo genético. Hipóteses Médicas 1981; *7:* 1109-1112

19. Morita M, Kuwano H, Ohno S, Sugimachi K, Seo Y, Tomoda H, *et al.*

Ocorrência múltipla de carcinoma no trato aerodigestivo superior

associados ao cancro do esófago: referência ao tabagismo, ao consumo de álcool e à

história familiar. Int J Cancer 1994; 58: 207-10

20. Su M, Li XY, Tian DP, Wu MY, Wu XY, Lu SM, et al.Análise clinicopatológica

dos cancros do esófago e do coração e estudo da expressão molecular em matrizes de

tecidos no litoral de Chaoshan, na China. World J gastroenterology

2004;*70*:2163-2167

Tabela 1. Local do tumor e histologia de 7267 doentes com carcinoma do esófago e/ou da cárdia gástrica tratados cirurgicamente

Site and histology	Male (n=5571)	Female (n=1696)	Total (n=7267) (%)
Multiple primary carcinoma patients	**57**	**27**	**84(1.2)**
Esophageal carcinomas			
Squamous cell carcinoma(8070/3)	2534	1177	3711 (96.24)
Upper third	26	12	38 (1.02)
Middle third	1810	851	2661 (71.70)
Lower third	698	314	1012 (27.27)
Adenocarcinomas(8140/3)	97	24	121 (3.14)
Upper and middle third	34	11	45 (37.19)
Lower third	63	13	76 (62.81)
Miscellaneous	15	9	24 (0.62)
Total of Esophageal carcinomas	*2646*	*1210*	*3856(53.1)*
Gastric cardia carcinoma			
Gastric cardia adenocarcinoma (8140/3)	2852	458	3310
Papillary (8260/3)or tubular (8211/3)	2745	444	3189(95.85)
Mucinous adenocarcinoma (8480/3)	85	12	97 (2.92)
Signet-ring cell carcinoma (8490/3)	22	2	24 (0.72)
Gastric cardia miscellaneous carcinoma	16	1	17 (0.51)
Total of gastric cardia carcinoma	*2868*	*459*	*3327(45.8)*
Total	*5571 (76.7)*	*1696 (23.3)*	7267

Tabela 2. História familiar específica do local, idade mediana de início e rácio entre os sexos associados a 7267 doentes com carcinoma da cárdia esofágica e/ou gástrica

| Multiplity, site & morphology | N | Male (n=5571) | | Median onset age | N | Female (n=1696) | | Median onset age | Sex ratio |
		Family history ESCC or GCA only (%)	Family history either ESCC or GCA (%)			Family history ESCC or GCA only (%)	Family history either ESCC or GCA (%)		
Multiple primary cancer	57	42.1	42.1	55	27	59.3	59.3	54	2.1
ESCC									
Upper third	26	38.5	38.5	49	12	25.0	25.0	50	2.2
Middle third	1810	26.3	28.0	52	851	22.3	24.9	53	2.1
Lower third	698	26.5	28.7	55	314	23.9	23.9	55	2.2
Esophageal adenocarcinoma									
Top two thirds	34	26.5	29.4	51	11	27.3	27.3	47	3.1
Lower third	63	19.0	28.6	57	13	15.4	15.4	57	4.8
GCA									
most proximal 3 cm stomach	2852	11.2	23.2	56	458	9.8	22.7	56	6.2
Miscellaneous esophageal or gastric cardia carcinomas[#]	31	16.1	22.6	55	10	30.0	30.0	52	3.1
Total	5571	18.7	25.8	55	1696	19.9	24.6	54	3.3

[#] including carcinoma of the esophagus (n=24) and the gastric cardia (n=17).

Tabela 3. Prevalência específica do local de múltiplos cancros primários associados a 7347 carcinomas do esófago e/ou da cárdia gástrica

Type and site	Male (n=5626)			Female (n=1721)		
	N	Multiple primary esophageal or gastric cardia cancer only (%)	Multiple primary either esophageal or gastric cardia cancer (%)	N	Multiple primary esophageal or gastric cardia cancer only (%)	Multiple primary either esophageal or gastric cardia cancer (%)
ESCC						
Upper third	33	21.2	21.2	14	14.3	14.3
Middle third	1857	1.1	2.3	872	1.3	2.4
Lower third	714	0.8	2.2	327	2.1	3.4
Esophageal adenocarcinoma						
Top two third	34	0.0	0.0	12	0.0	8.3
Lower third	63	0.0	0.0	14	0.0	7.1
GCA						
most proximal 3cm stomach	2894	0.20	1.5	472	0.0	3.1
Miscellaneous esophageal and gastric cardia carcinomas	31	0.0	0.0	10	0.0	0.0
Total	5626	0.7	1.9	1721	1.2	2.9

[a]including carcinoma of the esophagus (n=24) and the gastric cardia (n=17).

Quadro 4. À medida que a preponderância dos casos do sexo masculino, tabagismo, consumo de álcool ou idade de início da doença aumentava, passando do CECS para o GCA, a diferença em termos de cancros primários múltiplos entre os casos preponderantes e os casos não preponderantes também se tornava mais notória.

Patients characteristics	Ratio		Ratio difference	% of multiple primary cancer	
	ESCC	GCA	p	ESCC（% vs %）	GCA（% vs %）
Male vs female	2.0:1	6.0:1	0.000	2.5% vs2.8%	1.4% vs 3.0%**
Smoker vs non-smoker	1.7:1	2.9:1	0.000	2.4% vs 3.1%	1.4% vs2.3%*
Drinker vs non-drinker	1.0:1	1.6:1	0.000	2.3% vs 2.9%	1.3% vs2.3%*
≥50 vs < 50 yr	2.0:1	3.9:1	0.000	2.9%vs2.1%	1.3% vs2.7%**

* $p<0.05$; ** $p<0.01$

Tabela.5 Diferença específica por estádio na idade de início entre o CECS e o GCA

Sex	Stage	Median age at onset (%)				Differ in Onset age	P-value
		ESCC(n=3711)		GCA(n=3310)			
Male	Tis,1 N0M0	53.7	(78)	58.9	(32)	-5.2	0.002
	T2,3,N0M0	52.2	(1421)	55.7	(1258)	-3.5	0.000
	T2,3,4 N1M0	52.8	(767)	54.8	(981)	-2.0	0.000
	T2,3,4 N2M0	52.2	(231)	55.3	(475)	-3.1	0.000
	T2,3,4 N3M0	50.0	(37)	55.1	(106)	-5.1	0.001
	total	53.0	(2534)	56.0	(2852)	-3.0	0.00
Female							
	Tis,1 N0M0	54.3	(47)	58.4	(7)	-4.1	0.10
	T2,3,N0M0	52.3	(667)	55.9	(201)	-3.6	0.000
	T2,3,4 N1M0	53.4	(347)	55.2	(162)	-1.8	0.01
	T2,3,4 N2M0	52.7	(90)	55.6	(73)	-2.9	0.01
	T2,3,4 N3M0	52.0	(26)	52.2	(15)	-0.2	0.96
	total	53.0	(1177)	56.0	(458)	-3.0	0.00

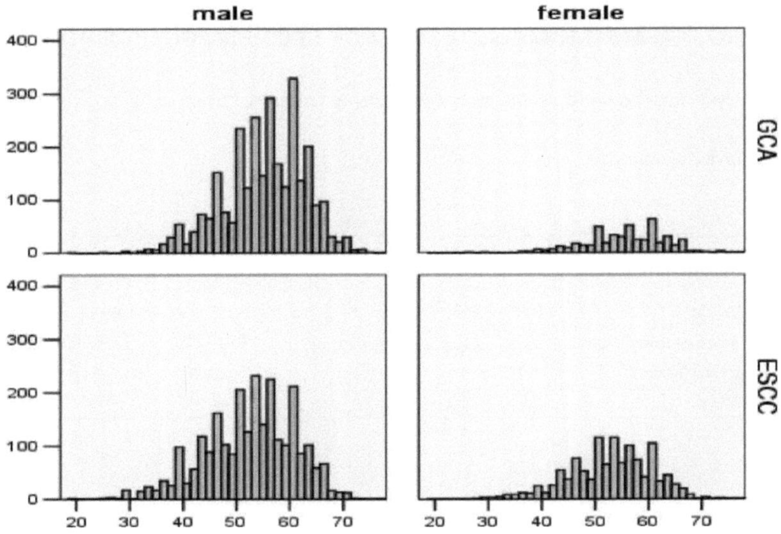

Fig. 1. Diferença na distribuição da idade de início entre o
carcinoma espinocelular do esófago
e o adenocarcinoma da cárdia gástrica.

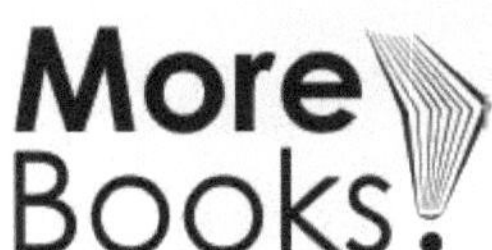

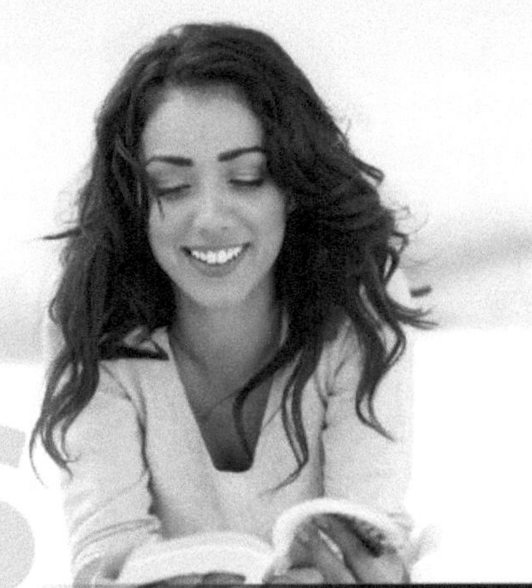

yes
I want morebooks!

Buy your books fast and straightforward online - at one of world's fastest growing online book stores! Environmentally sound due to Print-on-Demand technologies.

Buy your books online at
www.morebooks.shop

Compre os seus livros mais rápido e diretamente na internet, em uma das livrarias on-line com o maior crescimento no mundo! Produção que protege o meio ambiente através das tecnologias de impressão sob demanda.

Compre os seus livros on-line em
www.morebooks.shop

info@omniscriptum.com
www.omniscriptum.com

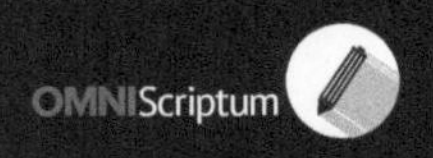

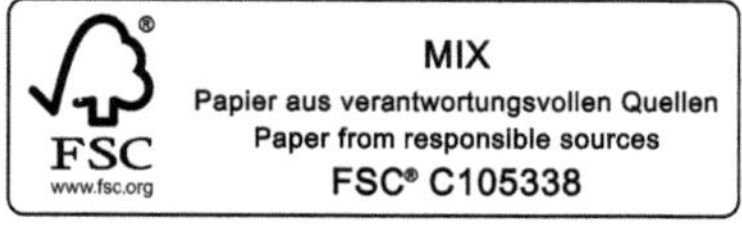